Dr. med. ERICH SCHULTE

Für immer

Pfirsich-Haut

**Erfolgreiche Hautverjüngung
in 120 Tagen**

Das »Schulte-Programm«

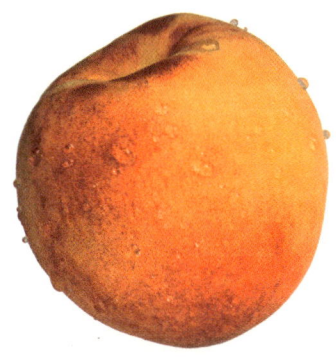

Herbig

Besuchen Sie uns im Internet unter:
http://www.herbig-verlag.de

© 2002 by F. A. Herbig Verlagsbuchhandlung
GmbH, München
Alle Rechte vorbehalten
Schutzumschlag: Wolfgang Heinzel
Redaktion: Gabriele Hoffmann-Morawietz
Lektorat: Gabriele Berding
Grafiken: David Grimaldi
Fotos: Valentina Louwman
Herstellung und Satz: VerlagsService Dr. Helmut Neuberger
& Karl Schaumann GmbH, Heimstetten
Gesetzt aus der 11/13 Punkt Optima
Druck: Jos. C. Huber GmbH, Garching
Binden: Thomas Buchbinderei, Augsburg
Printed in Germany
ISBN 3-7766-2295-4

Inhalt

Teil 3

Teil 4

Anhang

Einleitung

Noch bis vor etwa 30 Jahren war das Älterwerden kein Thema für die wissenschaftliche Forschung. Jeder wurde älter, und die damit verbundenen Begleiterscheinungen musste man eben in Kauf nehmen, basta. Wenn eine Frau etwas gegen ihre Falten unternehmen wollte, das über die Familiendose Allzweckcreme hinausging, hatte sie nicht viele Möglichkeiten. Wer von Berufs wegen darauf angewiesen war, seine jugendliche Schönheit zu erhalten, musste zu teilweise recht exotischen Methoden greifen. Die Schauspielerin Ava Gardner zum Beispiel pflegte ihr Gesicht in ein Wasserbecken zu tauchen, in dem Eiswürfel schwammen. Von Marlene Dietrich wird berichtet, dass sie ihre Haaransätze mit Klämmerchen so weit zurückzog, dass ihr Gesicht straff gespannt wirkte. Eine rustikale Maßnahme, die ihr häufig Kopfschmerzen bescherte.

Für alle übrigen Evas galt: Seid nicht so eitel und tragt eure Falten mit Fassung! Eine Devise, die aus heutiger Sicht fast schon unmenschlich klingt. Schließlich ist der Wunsch nach Attraktivität und jugendlicher Erscheinung dem Menschen angeboren. Das Äußere steht mit dem inneren Fühlen und Erleben in enger Beziehung: »If you look good, you feel good« ist mein Motto. Wenn man gut aussieht, fühlt man sich auch gut. Die allerjüngste medizinische Forschung setzt da noch eins drauf, indem sie feststellt: Man fühlt sich nicht nur gut, sondern hat darüber hinaus die besseren Gesundheitsaussichten. Am Alterungszustand der Haut lässt sich nämlich erkennen, mit welchen Beschwerden oder Erkrankungen der Betreffende in Zukunft zu rechnen hat. Doch dazu später mehr. Fest steht, dass die Hautalterung heute als Problem ernst genommen wird.

Diesen Umbruch habe ich am eigenen Leibe miterlebt. Vor 30 Jahren begann ich meine medizinische Laufbahn in der Kiefer- und Gesichtschirurgie an der Universitätsklinik Göttingen. Meine Patienten waren hauptsächlich Opfer von Unfällen. Die Operationen dienten dem Zweck, Entstellungen zu beheben und Behinderungen zu vermeiden. Wenn der Patient nachher wieder gut sprechen und essen konnte und sein normales Aussehen wiedererlangt hatte, war jeder zufrieden. Die Haut über den operierten Knochen war für mich damals nicht viel mehr als die geschmeidige Umhüllung, der ich keine besondere Aufmerksamkeit schenkte.

Das sollte sich jedoch bald ändern. Eines Tages erhielt ich den Auftrag, an einem Forschungsprojekt über das Collagen in der Wundheilung mitzuarbeiten. Collagen ist ein Eiweißbestandteil der Haut. Und je intensiver ich diesem unscheinbaren kleinen Stoff nachspürte, desto tiefer und tiefer führte er mich in ein wunderbares Universum, das mich sofort verzauberte und seitdem nie wieder losgelassen hat: die Haut.

Liebe Leserin, lieber Leser! Vielleicht werden Sie niemals ein leibhaftiges Collagenmolekül zu Gesicht bekommen, und doch sollten Sie wissen: Ohne dieses Hautprotein würden Sie höchstwahrscheinlich schon längst die Radieschen von unten betrachten. Ohne Collagen kann nämlich keine Wunde heilen. Ein aufgekratzter Mückenstich, ein unvorsichtiger Ausrutscher beim Gemüseputzen, ein kleiner Schnitt beim Rasieren – jede noch so kleine Verletzung hätte lebensbedrohliche Folgen haben können. Doch glücklicherweise bestehen 60% unserer Hautproteine aus Collagen. Sie sorgen dafür, dass die verletzte Haut sich schließt und die Wunde verheilen kann. Ich fragte mich: Wenn man dafür sorgen könnte, dass eine tüchtige Portion Collagen in der Haut der Operierten vorhanden ist, würde dann anschließend die Wundheilung besser vonstatten gehen? Wäre die Narbenbildung geringer? Ich begann, die Haut der Patienten gezielt zu behandeln. Und zwar nicht erst nach der Operation, sondern schon im Vorfeld. Die Ergebnisse übertrafen meine Erwartungen.

Doch ich beließ es nicht beim Collagen allein. Ich wollte mehr erreichen und ich sah, dass tatsächlich mehr möglich war. So arbeitete ich an der Verbesserung der Hautdurchblutung, der Versorgung mit spezifischen Nährstoffen, der Stimulierung des Hautstoffwechsels und der Erneuerungsfähigkeit. Das Endergebnis war ein Hautpflegesystem, dessen Resultate – ohne übertreiben zu wollen – alles bisher Kennengelernte in den Schatten stellten: Angegriffenes Gewebe erholte sich. Fahler Teint begann zu leuchten. Ein grobes, ungleichmäßiges Hautbild verfeinerte sich. Tiefe Falten wurden flacher. Feine Fältchen glätteten sich

11

oder verschwanden sogar gänzlich. Erschlaffte Konturen strafften sich. Insgesamt vollzog sich eine höchst eindrucksvolle Verjüngung des Hautzustandes.

Schnell sprach sich das herum. Immer mehr Patienten wollten zu mir als »Faltendoktor« und nicht als Unfallchirurg. Ich geriet in eine Art Sinnkrise nach dem Motto »Ich weiß nicht, was soll ich bedeuten« und bekam einen Anfall von Fernweh. Kurz entschlossen packte ich meine Siebensachen, schwang mich auf mein Motorrad, brauste ins sonnige Marbella an der Südküste Spaniens und eröffnete eine Praxis als Schönheitschirurg. Doch das Skalpell kam immer seltener zum Einsatz. Der Grund war, dass ich vor jedem geplanten Eingriff die Haut nach meiner Methode vorbehandelte. Danach hieß es: »Herr Doktor, ich bin jetzt so zufrieden, meine Haut sieht Jahre jünger aus und ich fühle mich auch so. Die Operation ist gar nicht mehr nötig«, oder das geplante Face-Lifting wurde wesentlich weniger umfangreich.

Obwohl ich ursprünglich vom chirurgischen Fach gekommen war, erkannte ich mehr und mehr die Vorteile der »unblutigen« Verjüngung. Die Haut ist unser wichtigstes Sinnes- und Ausdrucksorgan, und nach meiner Überzeugung geben wir immer ein Stück unserer persönlichen Ausdrucksfähigkeit und Ausstrahlung preis, wenn wir mehr als unbedingt nötig daran herumschneiden lassen. Das Schulte-Programm ist eine echte Alternative dazu. Auch, wenn es einfach dazu dient, den Eingriff hinauszuzögern. Die Medizin macht laufend Fortschritte, und wer weiß, vielleicht gibt es in ein paar Jahren neue, schonende Lifting-Techniken, an die heute noch keiner denkt.

Bald zählten nicht nur die Reichen und Schönen in und um Marbella zu meinen Patientinnen, sondern schönheitsbewusste Frauen und Männer aus allen Teilen der Welt. Die Medien wurden aufmerksam, das Fernsehen berichtete, ich bekam die ersten Auszeichnungen auf Kongressen und Fachveranstaltungen. Irgendwann konnte ich die Nachfrage nicht mehr als Einzelkämpfer bewältigen. Ich musste mir einen Partner suchen. Und ich fand ihn, besser gesagt: Ich fand *sie*. Sie ist die beste Partnerin der Haut, die treueste Freundin von Attraktivität und Schönheit, die kenntnisreichste Spezialistin auf dem Bereich der Kosmetologie, die liebevollste Trösterin all unserer Haut-Wehwehchen und die Hohepriesterin der natürlichen Verjüngung: die Kosmetikerin. Es dauerte nicht lange, und allein in Deutschland arbeiteten Hunderte von Kosmetikinstituten mit meinem System.

Das war Anfang der neunziger Jahre. Seitdem habe ich weltweit in Vorträgen, Seminaren und Schulungen das Wissen um die erfolgreiche Hautverjüngung weitergeben dürfen. Das Skalpell habe ich an den Nagel gehängt, um mich ausschließlich der Forschung und Weiterentwicklung zu widmen. Das Schulte-Programm ist aus der medizinischen Praxis entstanden, aus der Arbeit am Patienten. Es handelt sich um ein Pflegesystem am Rande der Medizin, das im Alltag von jedermann genutzt werden kann. Und was mir wichtig scheint: Hier haben sich keine Marktstrategen hingesetzt und überlegt, was sie dem Verbraucher Gutes tun können. Das Schulte-Programm löst konkrete Probleme, wie sie vonseiten der Patienten, Kosmetikerinnen und schönheitsbewussten Frauen und Männer an mich herangetragen wurden.

13

Dabei kommt es darauf an, was man erreichen will: Soll ein bestehender Zustand erhalten bleiben oder ist eine deutliche Verbesserung geplant? Im zweiten Fall sind wirksamere Maßnahmen nötig. Ich unterscheide zwischen »Pflege-Kosmetik« und »Wirk-Kosmetik«. Mit Pflegekosmetik erreichen Sie keinen Verjüngungseffekt. Sie können damit die Haut weich halten und ein angenehmes Hautgefühl herbeiführen. Sie können aber nicht die Zeichen der Zeit rückgängig machen. Dafür bedarf es einer wirksameren Behandlung, wie ich sie in meinem Programm vorsehe. Es bietet realistische Lösungen für reale Probleme.

Diese Lösungen habe ich versucht, hier zu Papier zu bringen. Den Anstoß gaben die zahlreichen Zuhörerinnen und Zuhörer meiner Vorträge, die mich immer wieder um eine solche kompakte Informationsquelle gebeten hatten. Das Buch enthält den Extrakt aus meinen Seminaren und Schulungsveranstaltungen, die Summe meiner Erfahrungen auf dem neuesten Stand. Danken möchte ich auch allen, die zum Gelingen beigetragen haben. Ganz besonders allen Kosmetikerinnen, von denen ich als medizinischer, männlicher (!) Fachidiot eine Menge über die alltägliche Praxis der Hautpflege und die Psyche der Frau lernen konnte. Und meinem Freund Dr. med. Horst Morawietz, dessen kenntnisreiche Anregungen zur Rolle der Hormone in der Alterungsumkehr mich sehr inspiriert haben.

Marbella, im August 2002

Teil 1

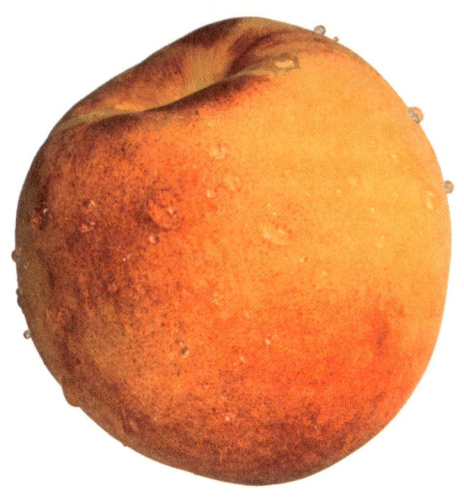

1.
Die ungeschminkte Wahrheit

In einem seiner berühmtesten Romane erzählt der englische Dichter Oscar Wilde die Geschichte von Dorian Gray, der auf wundersame Weise nicht älter wird. Obwohl die Jahre vergehen und er alles tut, um sich körperlich und geistig zu ruinieren, bleibt seine jugendliche Schönheit unverändert. Sämtliche Verfallserscheinungen, Runzeln, Falten und Narben prägen sich stattdessen einem Gemälde ein, dem »Bildnis des Dorian Gray«, das er vor den Augen der Welt verbirgt. Erst im Augenblick seines Todes kommt die Wahrheit auf dramatische Weise ans Licht: Zum Entsetzen der Umstehenden verwandelt sich Dorian Gray in einen fürchterlich verlebten Greis, während das Bild das makellose Konterfei seiner Jugend wiedergibt. Der Roman ist in vielerlei Hinsicht grandios, vor allem aber auch deshalb, weil er eine faszinierende Frage behandelt: Was wäre, wenn wir die Folgen des Alterns verbergen und zeitlebens ein jugendlich attraktives Aussehen behalten könnten – und wollen wir das wirklich?

Der Mensch ist ein Augenwesen

Der Mensch ist ein Augenwesen, und der optische Eindruck hat entscheidenden Einfluss auf das, was wir denken und tun. Das sichtbare Äußere eines Lebewesen oder Dinges sagt uns schon, ob wir es mögen oder ablehnen. Sogar das eigene Selbstwertgefühl gestaltet sich über das Auge. Wenn Sie in den Spiegel schauen und mit dem Anblick zufrieden sind, dann steigt Ihr Selbstbewusstsein. Ihre Laune hebt sich, und Sie fühlen sich so sicher, dass Ihnen an diesem Tag wahrscheinlich eine Menge Dinge gelingen. Auf der anderen Seite kennen Sie auch das: Sie fühlen sich großartig, sind bester Stimmung und kommen zufällig an einem Spiegel vorbei. Da sehen Sie sich mit glänzender Nase, Augenrändern und möglicherweise noch einem Pickel, den Sie am Morgen noch gar nicht hatten. Von einem auf den anderen Augenblick ist Ihre Selbstsicherheit verflogen, Sie fühlen sich unsicher und haben das Gefühl, jeder müsste Sie unattraktiv finden. Das Aussehen ist wichtig für das Selbstwertgefühl. Deswegen tun wir auch so viel dafür. Nicht, weil wir der Welt etwas vormachen wollen (wie Dorian Gray, mit dem es ein schlimmes Ende nahm!), sondern im Gegenteil: Weil wir der Welt zeigen wollen, wie schön wir innerlich sind. Wir wollen so aussehen, wie es unserem inneren Selbstbild entspricht. Erst dann fühlen wir uns in Harmonie mit uns und der Welt. Die ungeschminkte Wahrheit ist, dass alle Schminke und Schönheitspflege letztlich nur dazu dient, unsere persönliche Wahrheit auszudrücken: das wahre Selbstbild, bzw. das Bild, das wir im tiefsten Inneren von uns selbst haben. Die Redensart »Jeder ist so jung, wie er sich fühlt« könnte man ergänzen durch den Satz »… und deswegen will man auch so aussehen.«

Attraktivität macht selbstsicher

Wir wollen so schön aussehen wie wir uns fühlen

Immer ist der Mensch bestrebt, sein Leben und sein Äußeres so zu gestalten, dass es dem inneren Bild, das er von sich hat, entspricht. Nur so fühlt er sich wirklich wohl in seiner Haut. Stellen Sie sich vor, Ihre

Freundin ist eine gefragte Visagistin beim Film. Sie staunen, wie sich unter ihren geschickten Händen graue Mäuse zu glamourösen Stars verwandeln. Sie fragen sich: Wenn die so toll aussehen können, warum machen sie nicht auch im Alltag mehr aus sich? Und dann bietet Ihre Freundin an, Sie einmal auch so schön zu schminken. Nach fast einer Stunde filigraner Gesichtsarbeit schauen Sie in den Spiegel – wow! Eine strahlende Schönheit lächelt Ihnen entge-

Das Äußere muss dem inneren Selbstbild entsprechen

gen. Alle sind voller Bewunderung, die Männer schauen sich nach Ihnen um. Und was tun Sie? Sie hasten nach Hause, stürzen ins Badezimmer und waschen sich die ganze Pracht wieder ab: »Das bin ich nicht!« Das neue Gesicht war unbestritten schön, fantastisch – aber es entsprach nicht Ihrem ureigenen wahren Selbstbild. Und dann pinseln Sie wieder in Ihren Farben, mit Ihrem Make-up und in Ihrem Stil – und fühlen sich wieder wohl in Ihrer Haut.

Die Harmonie zwischen innerer Identität und äußerem Aussehen zu erreichen ist demnach keine Frage menschlicher Eitelkeit, sondern ein natürliches Bedürfnis. Seine Erfüllung ist der Natur so wichtig, dass sie ein spezielles Organ dafür geschaffen hat. Sie ahnen schon, welches! Es ist das größte Organ des menschlichen Körpers, gleichzeitig das zarteste, das schwerste, das reißfesteste, das sensibelste und das

Die Haut bringt Innen- und Außenwelt in Harmonie

vielseitigste: die Haut. Die Haut ist unsere Verbindung von innen nach außen. Sie fungiert als Vermittler, Dolmetscher und Regulierer zwischen den Welten, unserer körperlich-seelischen Innenwelt und der Außenwelt. Die Haut ist das Organ, welches unser inneres – gefühltes, geahntes – Selbstbild in die Realität trägt.

18

Genau hierauf baut das Schulte-Programm auf. Es will die Haut dabei unterstützen, ein bestmögliches Bild unserer tief empfundenen Ich-Persönlichkeit zum Ausdruck zu bringen. Keine noch so gut gemeinte oder gut gemachte Technik der Hautverjüngung kann uns wirklich glücklich und zufrieden machen, wenn sie uns ein anderes Gesicht gibt. Das Schulte-Programm will Ihnen Ihr eigenes, unverwechselbares Gesicht bewahren – in seiner schönsten, vitalsten Form. Damit Sie sich gefallen, damit Sie sich wohl fühlen in Ihrer Haut. Und damit Sie dadurch die nötige Selbstsicherheit haben, um sich in Ihrer Welt – beruflich, privat und auf gesellschaftlichem Parkett – jederzeit wunderbar behaupten zu können.

Werden Sie ganz Sie selbst – in schönster Form

»If you look good, you feel good!«

19

2.
Die Haut, das Harmonie-Organ

Unsere Haut will uns und unser Innenleben in Harmonie mit dem Umfeld bringen. Diesem Zweck dienen letztlich alle ihre Funktionen, und darin ist sie eine absolute Zauberin. Sogar Feinstoffliches wie Wohlwollen oder Liebe vermag sie in reale Gesundheitswirkung zu verwandeln. Vor einigen Jahren wurde in den USA wissenschaftlich untermauert, was wir gefühlsmäßig eigentlich schon immer ahnten: Streicheln ist gesund. In einer Studie nahm man Frühgeborene dreimal täglich aus dem Brutkasten, um sie 15 Minuten lang im Nacken und an den Armen sanft zu massieren. Diese Kinder entwickelten sich nicht nur besser als die ungestreichelten, sie nahmen später auch schneller an Gewicht zu, wurden körperlich widerstandsfähiger und zeigten sogar einen Vorsprung an Intelligenz. Man führt das auf die Stimulation von Immun- und Vitalsystemen zurück, die sich in der Haut befinden. Sie stehen mit dem Gehirn in Beziehung, und wenn man sie anregt, aktiviert man das Gehirn. Streicheleinheiten sind also nicht nur angenehm, sie machen auch klug.

Streicheln fördert die Intelligenz

Wahrscheinlich wäre die Menschheit schon ausgestorben, wenn es nicht die Haut gäbe, die zärtlich berührt werden kann. Sex ohne Haut ist schlichtweg unmöglich. Viele Psychiater empfehlen als Geheimtipp

20

gegen depressive Verstimmungen: »Gönnen Sie sich eine Massage!« Die Berührungsreize werden von der Haut weitergeleitet an das Gehirn, welches dann umgehend die Produktion von Glücksstoffen aktiviert. So ist die Gesichtsmassage für die meisten auch das Schönste bei der Behandlung im Kosmetikstudio. Man genießt es, wenn sich unter den sanften Fingern der Kosmetikerin die Stressfalten glätten, die Muskeln entspannen, die Durchblutung belebt und wenn die Lebensgeister wiederkehren.

Eine Massage produziert Glücksstoffe

Dass die Haut ein unübertroffener Vermittler ist von heilenden Impulsen, ist seit Jahrtausenden bekannt. Schon unsere steinzeitlichen Vorfahren sollen die Akupunktur angewandt haben, indem sie mit gezielten Nadelstichen in die Oberhaut auf bestimmte Organe im Inneren des Körpers einwirkten. Ebenso alt ist das Wissen um die Heilwirkung von Bädern und Kompressen. Hier werden die heilenden Stoffe durch die Haut aufgenommen.

Die nackte – unbehaarte, unbeschuppte, ungefiederte – Haut des Menschen ist ein riesiges Sinnesorgan. Von allen fünf Sinnen gilt der Tastsinn als der feinste. Im Gegensatz zum Sehen, zum Geruchs-, Gehör- und Geschmackssinn aber ist er nicht auf eine einzige Wahrnehmung beschränkt. Tatsächlich bringt die Haut fünf verschiedene Wahrnehmungsorgane zum Einsatz. Wenn wir etwas betasten, kombinieren wir unser Empfinden für den Druck (wie fest muss man zupacken?), die Berührungsqualität (wie fühlt es sich an?), Kälte, Wärme und den Kraftsinn (wie geht man damit um?). Manchmal kommt sogar noch das Schmerzempfinden dazu. Viele Wissenschaftler spre-

Die Haut empfindet mit fünf Sinnen

chen beim Tastsinn darum lieber von einem »Hautsinn«. Er ist ständig im Einsatz, denn in jedem Augenblick des Lebens berühren wir etwas bzw. werden von etwas berührt – Kleidung, Luftzug, Bettzeug, das eigene Gesicht ... der Hautsinn hat immer etwas zu tun. Auch wenn wir im Tiefschlaf liegen, übersetzt er eine unablässige Flut von Informationen in Daten, die der Körper lesen kann. Gehirn, Rückenmark und zentrales Nervensystem sorgen dann dafür, dass sie in Reaktionen umgesetzt werden. Diese Sinnesleistung der menschlichen Haut ist einmalig in der Natur. Vielleicht liegt hier sogar der Grund dafür, dass sich unser Gehirn in einer Weise entwickelt hat, die allen anderen Geschöpfen überlegen ist.

Die Haut als »Entwicklungshelfer« für das menschliche Gehirn

Für ihre gigantische Vermittlerleistung besitzt die Haut ein hochkomplexes Kommunikationssystem, das aus einer Fülle von unterschiedlichen Sendern und Empfängern besteht. Viele von ihnen tragen die Namen der Wissenschaftler, die sie entdeckt haben. Da gibt es Ruffini'sche Körperchen, Krause'sche Endkolben, Merkel-Tastscheiben und viele mehr. Sie sitzen in der ganzen Haut verteilt, am dichtesten aber an Stellen, wo ein besonders guter Tastsinn gebraucht wird. Vor allem sind dies die Fingerspitzen. Unser Fingerspitzengefühl kann uns sagen, ob etwas 0,104 g wiegt oder vier Tausendstel weniger, nämlich »nur« 0,100 g. Nicht umsonst ist es der Tastsinn, der bei Blinden die Augen ersetzt. Und auch für uns Sehende ist er unerlässlich, um uns in der Welt zurechtzufinden und Schädigungen zu vermeiden. Ohne die Haut mit ihren Sinnes- und Kommunikationsleistungen wären wir unfähig zu leben.

Der Tastsinn kann das Sehen ersetzen

22

Auch in Sachen Thermoregulation ist die Haut im Dauereinsatz. Gesund leben, bzw. überhaupt am Leben bleiben kann man nur im Bereich zwischen 36° und 42° Celsius. Die Haut hat die Aufgabe, dafür zu sorgen, dass dieser Bereich nie unter- oder überschritten wird. Das ist gar nicht so leicht. Denn auch im Ruhezustand produziert der Körper durch die normalen Verbrennungsvorgänge im Stoffwechsel so viel Wärme, dass seine Temperatur mit jeder Stunde um 1° Celsius steigen müsste. Das wäre nach kurzer Zeit schon lebensgefährlich – wenn die Haut nicht ständig die Temperatur regulieren würde. Unser natürlicher »Thermostat« reagiert absolut zuverlässig – manchmal sogar zuverlässiger, als uns lieb ist – zum Beispiel, wenn wir uns mit einer kalten Dusche erfrischen möchten.

Lebenswichtig: die Haut als Thermostat

Der Kältereiz gibt der Haut das Signal, dass es nun kalt wird und der Körper mehr Wärme produzieren soll. Kaum hat er mit dem Einheizen begonnen, ist die kalte Dusche aber schon vorbei. Jetzt wird zu viel Wärme produziert und die Haut mit ihrer Thermoregulation muss zusehen, dass der Körper wieder schnellstens heruntergekühlt wird. Also heißt es: Poren auf und tüchtig geschwitzt, damit die verdunstende Feuchtigkeit Abkühlung bringen kann. So kommt es, dass kurz nach der kalten Dusche der ganze Körper anfängt, heftig zu schwitzen – und vorbei ist's mit der erfrischenden Wirkung!

Kalt duschen heizt ein

Obwohl die Haut hier als Harmonie-Organ bezeichnet wird, ist sie noch lange kein Softie. Im Gegenteil. Um den harmonischen Ausgleichszustand zwischen uns und der Umwelt zu erhalten, bringt sie bei Bedarf

23

Unsere beste Immunabwehr

einen außerordentlich schlagkräftigen Schutzmechanismus in Stellung: das hauteigene Immunsystem. Wer weiß, wie oft Sie sich schon einmal versehentlich geschnitten haben oder einfach nur eine kleine Hautabschürfung hatten. Dass Sie daran nicht gestorben sind, verdanken Sie dem Immunsystem Ihrer Haut. Es fängt die mit dem Schmutz eingedrungenen Erreger und lässt eine Truppe von Fresszellen auf sie los, welche die Bösewichter verschlingen. So wird eine möglicherweise tödlich endende Infektion vermieden. Das Immunsystem der Haut arbeitet teilweise autark, teilweise steht es mit anderen Immunorganen des Körpers in Beziehung, um sie zu unterstützen. Es gibt Hinweise darauf, dass die Abwehrzellen der Thymusdrüse in die Haut wandern, um dort eine Spezialausbildung zu absolvieren. Danach kehren sie wieder zu ihrem ursprünglichen Standort zurück.

Vitale Haut schützt die Gesundheit des gesamten Organismus

Für den gesamten Organismus ist es lebenswichtig, dass die Haut in ihrer Immunfunktion nicht beeinträchtigt, sondern eher noch unterstützt wird. Auch dies sollte bei hautverjüngenden Maßnahmen bedacht werden. Das Schulte-Programm zielt darauf ab, den bestmöglichen Vitalzustand der Haut zu erreichen. Dies ist der Zustand, in dem sie all ihre Funktionen, auch die Immunabwehr, optimal erfüllen kann.

Jedes Quadratzentimeterchen unserer Haut ist ein kleines Wunderwerk, das einen wichtigen Beitrag dazu leistet, dass wir uns in unserer Haut wohl fühlen.

24

Das Organ Haut:
Größe: ca. 1,8 qm
Gewicht: 3,5–10 kg
Dicke: im Durchschnitt nur 1,2 mm
Reißfestigkeit: 0,75–2,05 kg pro km^2
Ein Viertel des gesamten Blutes fließt durch die Haut.
Ein Drittel des gesamten Wasservorrats im Körper ist in der Haut gespeichert.
Alle 28 bis 30 Tage erneuert sich die Haut.

Ein Quadratzentimeter unserer Haut enthält etwa:

6 Millionen Zellen
5000 Sinneskörper
4 m Nervenfasern
5 Haare
1 m Adern
100 Schweißdrüsen
bis zu 40 Talgdrüsen
12 Kältepunkte
2 Wärmepunkte
100 Druckpunkte
200 Schmerzpunkte

Jeder Quadratzentimeter unserer Haut ist ein kleines Wunderwerk

25

3.
Die Sprache der Haut richtig verstehen

Die Haut will zum Ausdruck bringen, was in uns vorgeht. Und dabei schert sie sich überhaupt nicht darum, ob uns das passt oder nicht. Sie reagiert völlig autonom, ohne dass unser bewusster Wille in irgendeiner Form Einfluss nehmen kann. Wir erbleichen spontan, wenn wir uns erschrecken. Und auch wenn wir uns noch so zusammenreißen, können wir nicht vermeiden, in peinlichen Situationen zu erröten. Am Zustand der Haut lässt sich ablesen, wie wir uns fühlen. Plötzliche Schweißausbrüche sind der Ausdruck von Angst. Gänsehaut bedeutet – neben tatsächlichem Frieren – inneres Schaudern. Man wird rot vor Zorn, weiß vor innerer Anspannung, grün vor Übelkeit, blau vor Kälte und dem Volksmund nach auch noch gelb vor Neid. Die Haut kann in beredter Weise eine Menge über unsere Gedanken und Gefühle preisgeben. Eines aber verrät sie ganz besonders gern, und das mögen wir am allerwenigsten: unser Alter.

Ihre Haut verrät, was in Ihnen vorgeht

»Ab 40 ist jeder für sein Gesicht selbst verantwortlich«, soll George Orwell gesagt haben. Ein weiser Satz! Nahezu jeder Gesichtsmuskel – genauer gesagt 17 von 20 – ist dafür zuständig, dass wir zu jedem Gefühl, jedem Impuls, jeder Tätigkeit und jedem Wort stets das passende Gesicht machen. Je öfter wir einen

17 Mimikmuskeln geben unseren Gefühlen Ausdruck

bestimmten Ausdruck annehmen, desto häufiger bewegen wir den entsprechenden Muskel. Kein Wunder, dass sich nach Jahren dieser Ausdruck mithilfe von Falten im Gesicht verewigt. Wer z. B. viel lächelt, muss dabei den so genannten »Musculus orbicularis occuli« zusammenziehen. Es ist ein Muskel am äußeren Augenwinkel. Der Endeffekt ist für viele gar nicht mehr lustig, es entstehen nämlich Krähenfüßchen um die Augen. Wer aber das Leben vorwiegend von der ernsten Seite betrachtet, ist auch nicht besser dran. Die Alltags-Miene der meisten Menschen ist ein verdrossen-strenger Gesichtsausdruck. Da die Mimik häufig unbewusst ist, merkt keiner, dass er finster dreinblickt. Man vermutet dahinter den Ausdruck der ständigen Belastungen, unter denen heutzutage so viele stehen. Stress, Zeitdruck, tägliche Ärgernisse – all dies geistert im Hinterkopf herum und lässt uns missmutig dreinblicken, auch wenn wir gerade an etwas völlig anderes denken. Dabei ziehen sich die Augenbrauen ein wenig zusammen. Durch die Muskelbewegung werden an der Nasenwurzel eine oder zwei senkrechte kleine Falten ausgebildet, die so genannten Zornesfalten. Im Laufe der Jahre ziehen sie sich nicht mehr glatt, auch wenn das Gesicht entspannt ist. Dies kann zum regelrechten Schönheits-Ärgernis werden, weil das Gesicht eine ungewollte Strenge ausstrahlt und uns älter macht, als wir uns fühlen.

Vorsicht! Unbewusste Mimik macht ungewollte Falten

Falten können alt machen – oder dem Gesicht Charakter verleihen

Wer Mundfalten hat, wirkt ernster und entschlossener als einer, der nur selten die Zähne zusammengebissen hat und dementsprechend wenig Falten in diesem Bereich aufweist. Welcher von beiden sympathischer aussieht, ist damit aber nicht gesagt. Jemand mit

27

*Der Gesamtein-
druck erzeugt
Sympathie oder
Ablehnung*

schwellend-faltenloser Mundpartie kann wie ein ver-
weichlichter Genießertyp wirken, während der andere Entschlossenheit und Lebensmut ausstrahlt. Es
kommt auf eine ganze Reihe von Faktoren an, die
vom Gegenüber blitzschnell kombiniert und zu
einem Gesamteindruck verarbeitet werden. In Bruch-
teilen von Sekunden registriert man, was der Ange-
schaute für Falten hat, wie die Gesichtsfarbe ist, die
Mimik, die Hautspannung, der Ausdruck der Augen,
die Körpersprache, die Intensität usw. Immer ist es
eine Fülle von Signalen, die das ganze Bild als Einheit
übermitteln. Das Gesamtergebnis entscheidet darüber, wie man auf den anderen wirkt: anziehend oder
unsympathisch, vital oder verbraucht. Allein die Ab-

*Entdecken Sie das
Geheimnis einer
jugendlichen
Ausstrahlung*

wesenheit von Falten bewirkt noch keine jugendliche
Ausstrahlung. Wer seine Haut und damit gewissermaßen sich selbst verjüngen möchte, sollte also nicht
denken: »Ich lasse meine Falten wegstraffen und
dann bin ich wieder jung und attraktiv.« Das Geheimnis der jugendlichen Ausstrahlung muss man
woanders suchen.

Aber wo? Fragen wir doch am besten die Haut selbst.
Und versuchen wir, ihre lautlose Sprache richtig zu
verstehen. Dazu schauen Sie am besten gleich einmal
in den Spiegel. Sie sehen Ihr liebes, bekanntes Gesicht. Und dann schauen Sie genau hin, und da gibt
es vielleicht Fältchen und Falten, hier scheint zu viel
Haut herumzuhängen, der Teint ist blässlich, große
Poren auf den Wangen, geplatzte Äderchen über der
Nase. Was will die Haut damit sagen, müssen Sie nun
fragen. Und jetzt aufgepasst! Auf die Antwort kommt
es an, und eben diese Antwort ist der Grund, warum
das Schulte-Programm sich von allen anderen Haut-

28

verjüngungs-Methoden unterscheidet und warum es so erfolgreich ist.

Die Haut sagt uns nämlich nicht: »Ich brauche mehr Feuchtigkeit, mehr dies und das, und zwar für die reife Haut bitteschön.« So als wäre sie ein Eintopf, der noch ein wenig Salz braucht. Die Haut ist ein höchst lebendiges Organ. Wie jede einzelne Zelle in unserem Körper will sie aktiv sein, sich entfalten und mit aller Vitalität ihre Funktionen erfüllen. Also sagt sie uns: »Ich muss unbedingt wieder mehr Feuchtigkeit speichern, meine Poren verkleinern, meine Oberfläche glätten und die durchgedrehten Pigmente im Zaum halten. Sorge bitte dafür, dass ich wieder richtig arbeiten kann – wie früher, oder wenigstens fast wie früher.«

Was die Haut wirklich will

Als mein Großvater 86 wurde, kam er auf seinen dünnen Beinchen manchmal ganz schön ins Wackeln. Die Familie überlegte, ob sie ihm einen Rollstuhl besorgen sollte. Opa tobte. Er wollte lieber Joggingschuhe. Um besser zu laufen, schnaubte er, könne ihm nur tüchtiges Training helfen – durch einen Rollstuhl habe noch niemand seine Beine gekräftigt! Wie recht der alte Herr hatte, unterstreicht die moderne Rehabilitationsmedizin. Während man früher das erkrankte Organ ruhig stellte, um es zu schonen, wird es heute gezielt aktiviert. Erwiesenermaßen werden auf diese Weise schnellere und bessere Heilungserfolge erzielt.

Trainieren Sie die vitalen Verjüngungskräfte Ihrer Haut

Mit dem Schulte-Programm machen Sie es mit Ihrer Haut genauso: Sie trainieren ihre vitalen Verjüngungskräfte. Dadurch wird sie veranlasst, eingetrete-

29

Helfen Sie Ihrer Haut, sich selber zu verjüngen

ne Fehlentwicklungen zu stoppen und Aufbauprozesse zu beginnen. Wenn Ihre Haut z. B. zu dünn und zu trocken ist, dann liegt das daran, dass nicht mehr genug feuchtigkeitsspeicherndes Gewebe vorhanden ist. Es hat auch gar keinen Zweck, ihr vermehrt Feuchtigkeit zuzuführen – sie kann damit nichts anfangen, weil die Speichermöglichkeiten fehlen. Man könnte sie morgens, mittags und abends mit einer wertvollen Feuchtigkeitscreme behandeln, ohne dass ihr Zustand sich großartig verändern würde.

Ganz anders läuft es, wenn die Haut nach dem Schulte-Programm gepflegt wird. Dann kann sie aktiv

1. das noch vorhandene Speichergewebe stärken,
2. neue Zellstrukturen bilden, die der Aufnahme und Speicherung von Feuchtigkeit dienen,
3. mehr Feuchtigkeit aufnehmen als bisher,
4. den Abbau von feuchtigkeitsspeicherndem Gewebe bremsen.

Das Schulte-Programm stoppt die alt machenden Prozesse und mobilisiert die Verjüngungskräfte

Das bedeutet Hautpflege nach dem Schulte-Programm. Die Haut wird stimuliert, ihre Verjüngungskräfte zu mobilisieren und die alt machenden Prozesse einzudämmen bzw. zu stoppen. Haben Sie keine Angst, Ihre Haut dabei zu überfordern. Im Gegenteil. Sie wartet nur darauf, dass Sie ihr die richtigen Impulse geben, um sich regenerieren zu können. Worauf warten Sie noch?

30

4.
Ein neuer Anfang dauert 120 Tage

Nun haben Sie sich entschlossen, den Hebel umzulegen und dafür zu sorgen, dass Ihre Haut von jetzt an nicht mehr altert, sondern wieder neue, jugendliche Vitalität gewinnt. Das ist prima so und Sie werden sehen, dass Ihr Vorhaben gelingen wird. Und ich kann mir vorstellen, dass Sie schon begierig darauf warten, die ersten Ergebnisse im Spiegel zu betrachten.

Aber so leid es mir tut: ich muss Ihre Ungeduld erst einmal bremsen. Denn die angestrebte Verbesserung vollzieht sich nicht in drei Tagen, auch nicht in zwei Wochen oder einem Monat. Es gibt sicherlich aufwendig beworbene Wundercremes, die Ihnen einreden wollen, in wenigen Tagen würden sich spektakuläre Erfolge zeigen – glauben Sie es nicht! Es ist schlichtweg unmöglich, dass die Haut auf natürlichem Wege über Nacht jünger wird. Für ein gutes, dauerhaftes Ergebnis muss mehr geschehen als durch eine kurzzeitige Behandlung erreicht werden kann.

Wundercremes gibt es nicht

Meiner langjährigen Erfahrung nach hat es sich gezeigt, dass die Haut etwa 120 Tage braucht, um das neue Programm anzunehmen, umzusetzen und sich auf Dauer zu Eigen zu machen (Abb. 1). In dieser Zeit setzt sie vier Zellgenerationen um. Jede Hautzelle

Die Haut braucht Zeit, sich auf das Verjüngungsprogramm umzustellen

31

Das Geheimnis der Haut-verjüngung: Zellerneuerung

lebt 28 bis 30 Tage. Das ist genetisch festgelegt und bei jeder lebenden Haut absolut gleich. Was nun aber junge, frische Haut von älterer Haut unterscheidet, ist die Menge der neuen Zellen, die sie produziert. Beim jungen Menschen sprudelt sie gleichsam vor Schaffenskraft, beim älteren lässt die Produktion nach und läuft dann immer spärlicher. Genau hier setzt mein System an: bei der Zellerneuerung. Das Ziel ist es, die Haut dazu zu bringen, dass sie sich so lebhaft erneuert wie in jüngeren Jahren. Das ist die Grundbedingung. Ohne dies werden Sie niemals Ihre Falten los. Erst wenn sich Ihre Haut von innen her in vitaler Weise zu erneuern beginnt, ist der Weg frei für einen frischen, leuchtenden Teint, gesunde Straffheit und eine deutliche Verjüngung. Aus diesem Grund fußt mein System auf einer lebenslangen Stimulation der Zellneubildungsrate.

Um das zu verstehen, müssen wir mal kurz ans Mikroskop und uns die Haut aus der Nähe ansehen.

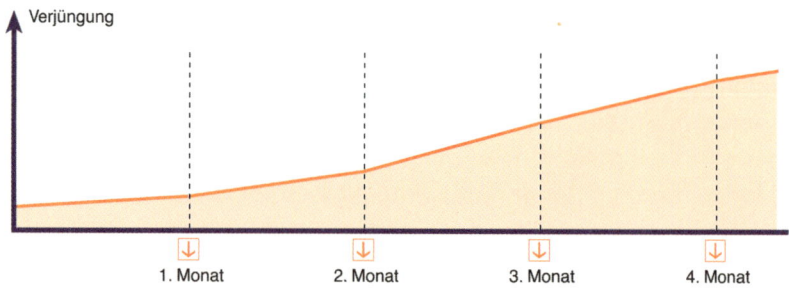

Abb. 1 In vier Monaten (120 Tagen) kann sich eine sichtbare Hautverjüngung manifestieren. Pro Monat wird eine Zellgeneration umgesetzt. Jedes Mal steigt die Neubildungsrate ein wenig mehr an. Nach 120 Tagen ist sie so hoch, dass man die Verjüngung auch optisch feststellen kann.

32

Sie ist im Prinzip in drei Schichten aufgebaut. Die oberste heißt Oberhaut oder auch Epidermis. Hier findet die Zellerneuerung statt. Die mittlere Partie ist die so genannte Lederhaut. Mit ihren collagenen und elastischen Fasern spielt sie eine maßgebende Rolle in punkto Feuchtigkeitsspeicherung, Elastizität und Straffheit. Hier sitzen auch die hochsensiblen Sinnesorgane der Haut sowie die Drüsen und Rezeptoren für die Temperaturregelung. Schließlich ist da noch die Unterhaut. Ihr Fett- und Bindegewebe sorgt für eine glatte, geschmeidige Oberfläche. Doch dazu kommen wir später. Im Augenblick interessiert uns erst einmal die Oberhaut mit ihrer Zellerneuerung.

Am Grund der Oberhaut, in der Basalschicht, werden die neuen Hautzellen »geboren«. Kaum sind sie auf der Welt, beginnen sie auch schon, sich langsam an die Oberfläche zu schieben. Zuerst sind sie quicklebendig, dick und prall, mit einem kompletten Zellkern versehen. Nach zwei Wochen, wenn die Hälfte des Weges hinter ihnen liegt, beginnen sie, sich zu verändern. Sie werden flacher, trockener, der Zellkern zerfällt. Wenn sie nach 28 bis 30 Tagen endlich außen angekommen sind, haben sie sich in flache, tote Hornschüppchen verwandelt. Verbunden durch eine Art Zwischenzellleim, bilden sie nun einen perfekten Schutzschild: unsere Außenhaut. Hier werden sie nach und nach abgeschilfert und durch neue, die von unten nachkommen, ersetzt. Im Laufe eines Lebens verliert ein Mensch auf diese Weise etliche Kilogramm Haut – und bildet natürliche ebenso viele wieder neu.

Am Grund der Oberhaut entstehen frische, neue Zellen

Die oberste Hornschicht muss sich ständig erneuern

Im Alter vollzieht sich der Abstoßungs- und Erneuerungsprozess langsamer als in der Jugend. Das liegt vor allem daran, dass der Zwischenzellleim mit den Jahren zäher wird. Er hält die Hornschüppchen fest, sodass sie nicht mehr so gut abschilfern können. Anstatt wie früher höchstens zwölf Tage zu verweilen, liegen sie nun bedeutend länger. Das hat eine Auswirkung auf die Zellneubildung. Sie muss zurückgefahren werden, damit nicht mehr neue Zellen nachkommen als oben abgebaut werden. Sonst würde die Hornschicht dicker und dicker, und wir hätten bald einen Panzer wie ein Dinosaurier. Also produziert die Haut weniger neue Zellen. Je langsamer jedoch die Zellerneuerungsaktivität ist, desto träger wird der gesamte Hautstoffwechsel. Die Regenerationskräfte lassen nach, die Vitalaktivität erlahmt – ich nenne das: Die Haut schläft ein.

Mit den Jahren wird der Zwischenzellleim zäher

Warum die Haut im Alter schlechter wird

Wenn die Haut erst einmal an diesem Punkt angekommen ist, beginnt eine Kaskade des Abbaus, welche allmählich sämtliche Funktionsbereiche ergreift. Die Durchblutung lässt nach, Schlacken können nicht mehr abtransportiert werden, die Sauerstoffversorgung wird unzureichend. Nährstoffe werden schlecht oder gar nicht aufgenommen, weil die Überbringer und Empfangsstationen den Betrieb einstellen. Zellgifte breiten sich aus und zerstören die wertvollen Feuchtigkeitsspeicher. Die elastischen Fasern verhungern regelrecht, werden trocken und spröde. Die Pigmentstruktur wird unregelmäßig, die Haut bekommt Flecken. Die Fettzellen schrumpfen, verschieben sich und bilden Beulen. Die Immunabwehr wird defekt, die Haut wird anfällig für Bakterien und Stressfaktoren.

Die Folgen sind vielfältig, aber immer unattraktiv: fahler Teint, Blässe, zunehmende Faltenbildung, fortschreitende Erschlaffung, Trockenheit, Hautunreinheiten, Neigung zu Allergien und Unverträglichkeiten, vergrößerte Poren, unebenmäßiges Hautrelief, Pigmentflecken und die frustrierende Erfahrung, dass trotz aller kosmetischen Liebesmüh der Verschlechterungsprozess unaufhaltsam fortschreitet.

»Normale« Kosmetik kann oft nicht helfen

Tatsache ist, dass eine »schlafende« Haut gar nicht in der Lage ist, auf wie auch immer geartete Wohltaten zu reagieren. Ihre Rezeptoren, Enzyme, Botenstoffe, Hormone, Nerven, Sinnesorgane, Muskeln und alle vitalen Systeme, die sie zum Leben braucht, verkümmern. Sie baut nur noch ab.

Die Vitalität der Haut steht und fällt mit ihrer Fähigkeit zur Zellerneuerung. Das war die erste bahnbrechende Erkenntnis meiner Forschungs- und Entwicklungsarbeit. Darauf aufbauend entwickelte ich ein Stimulations- und Pflegesystem, das 1. die Zellerneuerungsfähigkeit der Haut wieder weckt und steigert und 2. ihre neu erwachten Nährstoff- und Pflegebedürfnisse in einer Weise erfüllt, dass die entstande-nen Defizite beseitigt werden und etwas in Gang kommt, das ich die »Vitaldynamik« nenne. Gemeint ist das Zusammenwirken aller verjüngenden und vitalisierenden Faktoren, die aufeinander aufbauen und sich gegenseitig zur optimalen Leistung stimulieren (Abb. 2). Ihr Auslöser und Schrittmacher ist die Zellerneuerungsaktivität. Die Ergebnisse sind absolut umwerfend. Ich habe sogar scheinbar hoffnungslose Fälle von stark gealterter Haut gesehen, die nach einem halben Jahr aussahen, als

Setzen Sie die »Vitaldynamik« Ihrer Haut in Gang

35

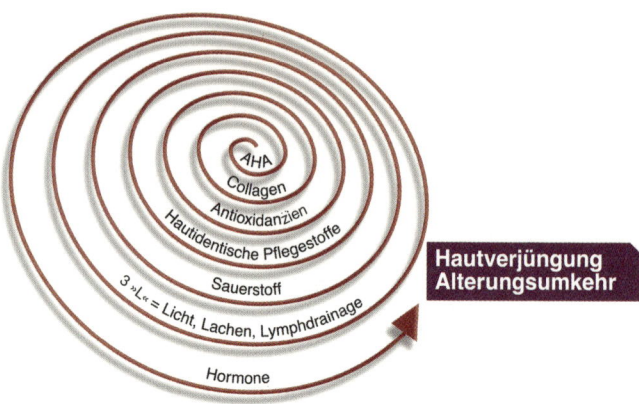

Abb. 2 Mit diesen Komponenten setzen Sie die Vitaldynamik Ihrer Haut in Gang. Im Zentrum steht Fruchtsäure (AHA), alle weiteren Komponenten bauen aufeinander auf. Im Teil 2 dieses Buches werden sie genauer beschrieben.

hätte man die Zeit tatsächlich um zwei Jahrzehnte zurückgedreht.

Deshalb steht die Zellerneuerung im Mittelpunkt meines Systems und deshalb erfreut es sich im In- und Ausland einer ständig wachsenden Anzahl von begeisterten Anwendern. »Meine Haut ist schöner und straffer als vor zehn Jahren!«, sagte neulich eine bekannte deutsche Film- und Fernsehschauspielerin (die in Interviews übrigens immer aufs Neue beteuern muss, dass sie nicht geliftet ist). Das Schulte-Programm ist nicht einfach ein neues Pflegeangebot, es bedeutet echte Hautverjüngung. Und zwar für jede Haut. Denn jede Haut war einmal jung und hatte ein intaktes Erneuerungssystem. Genau darauf bauen wir auf.

Mit der Zellerneuerung beginnt ein neues Leben für Ihre Haut

Das sind die Komponenten des Schulte-Programms:

- Fruchtsäure
- Collagen
- Antioxidanzien
- Hautidentische Pflegestoffe
- Sauerstoff
- 3 »L«: Licht, Lachen, Lymphdrainage
- Hormone

Diese Komponenten sind alle gut verträglich, natürlich und vor allem erfolgreich. Damit alles richtig funktioniert, ist es jedoch wichtig, einige gut gehütete Geheimnisse Ihrer Haut kennen zu lernen: ihre Stärken und Schwächen. Die einen sollen Sie nutzen und die anderen ausgleichen. Wie Sie das anstellen und wie Ihre Schönheit und Ihr Wohlbefinden davon profitieren, das möchte ich Ihnen nun erzählen.

Lernen Sie die Stärken und Schwächen Ihrer Haut kennen

37

5.
Aktivposten nutzen

Allmorgendlich in Deutschland: Millionen von Frauen über 40 treten vor den Spiegel und machen sich zur Schnecke. Unerbittlich werden Falten gezählt, Unreinheiten entdeckt und winzige Pickelchen zu gigantischen Makeln hochstilisiert. Die niederschmetternde Gewohnheit führt dazu, dass alle diese Frauen das Schönste und Beste an sich überhaupt nicht mehr bemerken: ihre Individualität. Die Tatsache, dass jede für sich etwas Einmaliges, Unverwechselbares und ganz Besonderes ist. Von allen Eigenschaften, die man als Aktivposten in der Attraktivitätsbilanz bezeichnen kann, ist die Individualität für mich die größte. Deswegen fange ich mit ihr an.

Sie sind etwas ganz Besonderes

Aktivposten Individualität

Psychologen haben herausgefunden, dass Schönheit universell erkannt wird. Eine schöne Eskimofrau wird auch für einen Senegalesen schön sein, genauso wie für einen New Yorker oder eine Münchnerin. Man kennt die Idealproportionen, die optimale Augengröße und die beliebteste Haarfarbe. Fest steht, dass wir ein schönes Gesicht sofort erkennen – aber lieben wir es? Wieder muss ich auf Forschungsergebnisse zurückkommen. Sie besagen, dass Schönheit und At-

Schönheit bedeutet nicht automatisch, dass man geliebt wird

38

traktivität zwei paar Schuhe sind. Schönheit ist sichtbar und messbar, wohingegen sich die Attraktivität in einen Schleier des Geheimnisses hüllt. Auf die Frage: »Was ist attraktiv?« kamen eher vage Antworten wie »selbstbewusste Haltung«, »offenes Gesicht«, »sprechende Augen« oder »warme, lebendige Haut«. Vergeblich sucht man nach handfesten Kriterien wie »keine Hakennase« oder »unter 40« oder »glatte Stirn«. Ahnen Sie, worauf ich hinauswill? Das Wort Attraktivität kommt vom lateinischen Verb attrahere = anziehen. Es bezeichnet eine geheimnisvolle Kraft, die anziehend wirkt auf andere. Offensichtlich lässt sie sich nicht auf dem Reißbrett festnageln. Aber alle Indizien deuten darauf hin, dass Attraktivität etwas mit der individuellen Lebenseinstellung zu tun hat. Attraktiv sei z. B., so die Studie, wenn jemand eine »dem Leben zugewandte Ausstrahlung« habe und »selbstbewusst« wirke. Selbstbewusstsein ist nichts anderes als das tiefe Bewusstsein des eigenen Wertes – eben seiner Individualität.

Attraktivität hat mit der individuellen Lebenseinstellung zu tun

Was hat das alles, werden Sie nun fragen, mit der Haut zu tun? Sehr viel. Die individuelle Lebenseinstellung jedes Einzelnen prägt sich ihr nämlich auf. Bewusst und auch unbewusst setzen wir unsere Mimik ein, um uns auszudrücken. Wenn wir fröhlich sind, traurig, übermütig, enttäuscht, verliebt oder in Sorge – an jeder Regung nimmt das Organ Haut teil, und ganz besonders das Gesicht. Das individuelle Leben hinterlässt hier seine Spuren. An dieser Tatsache kann niemand etwas ändern, auch die beste Hautpflege nicht. Was wir aber ändern können, ist der Umgang mit uns selbst.

So wirken Sie anziehend auf andere

Erinnern wir uns an die eingangs erwähnte Szene. Mehr als ein Viertel aller Frauen hat etwas an sich auszusetzen. Die Strenge, die sie gegen sich walten lassen, wird sich früher oder später in Form von noch mehr Falten und noch angespannteren Gesichtszügen verewigen. Das macht unattraktiv. Wenn man sich nun mit aller Gewalt zusammenreißt und sich das Faltenzählen verkneift, dann bringt das auch nicht viel – die Anspannung wird ja eher größer als geringer. Ich empfehle: Machen Sie aus der Schwäche eine Stärke. Betonen Sie Ihre individuelle Mimik, ohne sie in Falten umzuwandeln, sondern in schönere, frischere Haut. Das geht so:

Betonen Sie Ihre unverwechselbare Persönlichkeit

Wenn Sie morgens vor dem Spiegel stehen, fletschen Sie tüchtig die Zähne. Machen Sie ein so wütendes Gesicht, wie es nur geht (nach dem Motto: Tu deinen Gefühlen keinen Zwang an!). Halten Sie diese Grimasse für einige Sekunden, entspannen Sie dann Ihre Züge. Schneiden Sie dann die nächste Grimasse, wenn möglich noch fürchterlicher als die erste. Wieder einige Sekunden halten, dann kurz entspannen. Machen Sie so weiter für ungefähr drei Minuten: Reißen Sie den Mund weit auf, die Augen auch, rümpfen Sie die Nase, kurz: verziehen Sie Ihr Gesicht nach allen Regeln der Kunst. Haben Sie keine Angst, dass Sie dadurch mehr Falten bekommen, im Gegenteil. Diese Grimassen-Übung ist reinste Aerobic fürs Gesicht. Verspannungen lockern sich, die Muskeln werden beweglicher, die Durchblutung wird gefördert. Dadurch glättet sich die Haut, erschlaffte Partien werden wieder straffer, der Teint erhält eine rosige, lebendige Ausstrahlung.

»Gesichts-Aerobic« macht das Beste aus Ihrem Typ

Der nächste Aktivposten, der Sie auf dem Weg zur schöneren Haut ordentlich unterstützen wird, ist Ihr

Biologischer Rhythmus

Der menschliche Körper besteht zu 65% aus Wasser. Dieses Lebenselement regelt die Verdauung, lässt Blutkörperchen und Nährstoffe fließen, hält das Gewebe elastisch und hilft der Haut durch Verdunstung, die Körpertemperatur zu regeln. Damit das alles richtig funktioniert, müssen täglich mindestens zwei Liter Wasser »nachgeschüttet« werden. Das bedeutet: Neben anderen Getränken wie Tee, Kaffee oder Saft sollten noch zusätzlich acht Gläser Wasser getrunken werden. Das erfordert bei den meisten Menschen eine Umstellung, weil normalerweise viel weniger getrunken wird. »Ich habe gar nicht so viel Durst«, höre ich für gewöhnlich als erste Antwort. Dem muss ich entgegenhalten, dass beim modernen Menschen dummerweise eine Diskrepanz besteht zwischen dem gefühlten und dem tatsächlichen Durst. Wir fühlen uns nicht durstig, obwohl der Körper dringend Flüssigkeit braucht. Das natürliche Durstgefühl wird als Hunger, Appetit oder Müdigkeit empfunden.

Sie haben öfter Durst, als Sie glauben

Wenn der Körper zu wenig Wasser bekommt, hat das größte Organ auch den größten Schaden davon: Die Haut trocknet aus. Sie wird ledrig, schuppt und juckt, bekommt eine knittrige Oberfläche und bildet Falten. Wasser ist das einfachste und preiswerteste Schönheitsmittel. Üben Sie sich also darin, genug zu trinken. Lernen Sie, die Sprache des Körpers wieder richtig zu deuten: Hunger, Appetit oder Energielosigkeit heißen oft nichts anderes als »Durst« – also sollten Sie

Mehr Trinken macht schön

41

dann ein Glas Wasser zu sich nehmen. Probieren Sie es aus, Sie werden staunen, wie schnell es Ihnen ganz leicht fallen wird, zwei Liter Wasser täglich zu trinken.

Kommen wir nun zu einem weiteren Aspekt des biologischen Rhythmus: dem Schlaf. Nicht umsonst spricht man schon seit jeher vom Schönheitsschlaf. Niemand spricht vom Klugschlaf oder Gute-Laune-Schlaf, obwohl man gut ausgeschlafen zweifellos besser denken kann und sich wohler fühlt. Am meisten profitiert tatsächlich die Schönheit, sprich: der Hautzustand. Die Tiefenentspannung, die der Schlaf schenkt, kann Ihnen keine Beautymassage und keine noch so gute Entspannungstechnik geben. Wenn Sie schlafen, regenerieren sich die Körperzellen und die Psyche. Sorgen Sie also unbedingt für guten Schlaf. Er sollte ausreichend sein, in ruhiger Umgebung stattfinden, regelmäßig sein und vor Mitternacht beginnen.

Der Schönheitsschlaf beginnt vor Mitternacht

Auf den letzten Punkt komme ich noch einmal im Kapitel über die Hormone. Hier nur so viel: Wenn Sie bis 23 Uhr ins Bett gehen, wird Ihr Schlaf zum Jungbrunnen.

Damit wären wir beim dritten Aktivposten:

Pflege mit Verstand

Bei der überwältigenden Flut von Verschönerungsmitteln und -techniken kann sogar ein Fachmann die Orientierung verlieren. In doppelseitigen Anzeigen werden vollmundige Versprechungen gemacht, die

42

teilweise verlockend klingen. Insbesondere sind
es die Moisturizer oder auch Feuchtigkeitscremes
und -lotions, die schmeichelweiche, glatte Haut im
Handumdrehen verheißen. Sie gehören zu den meist-
verwendeten Kosmetika. Leider!, möchte ich sagen.
Denn Feuchtigkeitscremes sind oftmals der Grund
dafür, dass die Haut spannt, sich trocken anfühlt,
juckt und – Falten bekommt!

*Feuchtigkeits-
cremes können
Falten vermehren*

Die allermeisten Feuchtigkeitscremes bewirken genau das Gegenteil von dem, was sie versprechen. Sie
trocknen die Haut aus. Wenn man sie aufträgt, feuch-
tet der hohe Wasseranteil die Hornschicht an, sodass
ein angenehmes, sattes Hautgefühl entsteht. Durch
die Körperwärme verdunstet das Wasser jedoch
schnell. Und nicht nur das: Jeder Verdunstungsvor-
gang entzieht der Haut zusätzliche Feuchtigkeit.
Wenn die gigantische Temperaturregelungsmaschi-
nerie der Haut, die das Verdunsten steuert, einmal in
Gang gekommen ist, lässt sie sich nicht so schnell

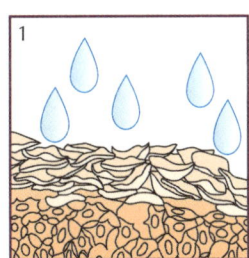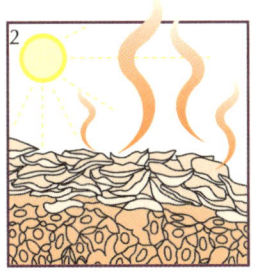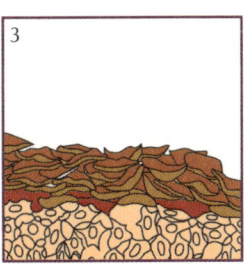

Abb. 3 So trocknen Feuchtigkeitscremes die Haut aus:
1. Der starke Wasseranteil sorgt zunächst für ein angenehmes Hautgefühl.
2. Das Wasser verdunstet jedoch schnell.
3. Die Verdunstung entzieht der Haut Feuchtigkeit, sodass sie hinterher trocke-
ner ist als vorher.

wieder anhalten. Das heißt: Nachdem das Wasser aus der Feuchtigkeitscreme verflogen ist, verdunstet noch mehr Feuchtigkeit – jetzt aber die hauteigene. Im Endeffekt verschlimmert sich also die Trockenheit der Haut (Abb. 3). Nach ein paar Monaten wird die Haut regelrecht abhängig. Sie verlangt immer öfter nach Feuchtigkeitscreme, wird dabei immer trockener, empfindlicher und altert schneller.

So entwöhnen Sie Ihre Haut von falscher Feuchtigkeitskosmetik

Wenn man auf die Zellen schaut, stellt sich das Ganze noch dramatischer dar. Indem Feuchtigkeitscremes die Hornschicht befeuchten, machen sie den Zwischenzellleim noch klebriger, als er ohnehin schon ist. Ein Abschilfern der Hornschüppchen wird verhindert. Dadurch verlangsamt sich die Zellneubildung weiterhin und die Wachstumsfaktoren werden gebremst. Ohne Wachstumsfaktoren kann aber keine Verjüngung stattfinden. Fazit: Feuchtigkeitscremes machen alt. Man sollte sie nur anwenden, wenn es wirklich nötig ist, also bei extrem niedriger Luftfeuchtigkeit oder wenn man sich viel im Freien aufhält. Wenn die Haut »entwöhnt« ist von ihrer Feuchtigkeitssucht, dann bessert sich auch der Zellumsatz. Dann pendelt sich der Feuchtigkeitshaushalt wieder auf ein gesundes Normalmaß ein. In den ersten Tagen wird die Haut ein wenig spannen und sich unangenehm ausgetrocknet anfühlen. Am besten ist, diese Gefühle zu ignorieren. Sie legen sich nach kurzer Zeit von selbst.

Manchmal scheint es wie verhext. Man gibt sich Mühe, verwendet teure, hochwertige Kosmetikprodukte und muss dennoch feststellen: Die Linien und Fältchen bleiben wie eingemeißelt, die Haut neigt

44

ständig zu Unreinheiten und ohne viel Make-up geht gar nichts. Unzählige Frauen haben sich mit diesem Problem an mich gewandt. Wenn ich dann genauer nachfragte, stellte sich heraus: Sie hatten einen ganz entscheidenden Faktor vernachlässigt – die Pflegevorbereitung. Ich meine damit die gründliche, typgerechte Reinigung und Tonisierung der Haut.

Haben Sie schon bemerkt, wie viel Sorgfalt die professionelle Kosmetikerin auf die Arbeitsgänge verwendet, welche unter dem Oberbegriff der Reinigung laufen? Die Fachfrau weiß eben, dass die besten Pflegeprodukte nicht viel nützen, wenn die Haut durch mikrofeine Verschmutzungen »verstopft« ist. Sie sitzen teilweise so tief in den Poren, dass Sie sich zehnmal hintereinander mit Wasser und Seife waschen könnten, ohne sie zu entfernen. Die Ablagerungen von Umweltschmutz, Talg, Schweiß, toten Hautzellen und Make-up sind Brutstätten für Bakterien. Viele Hautprobleme rühren allein daher, dass die Haut falsch oder unzulänglich gereinigt wurde.

Nur gründlich gereinigte Haut kann frischer und jünger werden

Jede Haut ist anders. Besonders Ihre. Lassen Sie sich am besten professionell (im Kosmetikinstitut) beraten, welches Reinigungsprodukt für Ihre Haut das beste ist. Allgemein gilt:

Wählen Sie das richtige Reinigungsprodukt

- Es sollte mild sein,
- einen pH-Wert von 5,5 haben (genau wie der Säureschutzmantel der Haut),
- aktive Pflegesubstanzen enthalten,
- ohne Reiben wirksam sein,
- auch Augen-Make-up entfernen,
- keine Seife enthalten,

45

- ohne Rückstände abwischbar sein,
- sich gut anfühlen.

Die Haut braucht jeden Abend ihre gründliche Reinigung. Danach folgt die Tonisierung. Außer dem angenehm kühlenden Effekt soll zweierlei erreicht werden:

Tonic-Wasser gegen Bakterien

- Eine antibakterielle Wirkung zur Unterstützung der hauteigenen Abwehr gegen Keime und
- eine Förderung der Durchblutung, sodass die nachfolgenden Pflegestoffe besser arbeiten können.

Um unter den zahlreichen Tonic-Produkten, die auf dem Markt angeboten werden, das Richtige zu finden, empfehle ich auch hier die Beratung durch die Fachkosmetikerin. Auf jeden Fall sollte das Produkt keinen Alkohol enthalten und mild sein. Für Problemhaut gibt es spezielle Rezepturen.

6.
Das Alter kann warten

Stellen Sie sich vor, Sie lesen in Ihrer Tageszeitung folgende Anzeige:
»Suche egozentrische Dame, nicht gefühlsbetont, nicht an Sex interessiert, ausgeglichene Gesundheit, vernünftige Lebensweise, mäßig intelligent, schnell zum Lachen zu bringen, kein Genießertyp, nicht gerne auf Reisen, Hund willkommen. Alter: mindestens 100 Jahre.«

Höchstwahrscheinlich würde sich die Mehrzahl aller Seniorinnen dieses fortgeschrittenen Alters angesprochen fühlen – vorausgesetzt, sie lesen die Zeitung, und ebenfalls vorausgesetzt, dass die Altersforschung Recht hat, wenn sie sagt: Diese Persönlichkeitsmerkmale findet man bei Menschen, die außergewöhnlich alt werden.

Sind Sie ein Typ, der besonders alt werden kann?

Und jetzt möchte ich mal diese Anzeige aufgeben:
»Suche in sich ruhende Dame, die ein wohlgeordnetes Leben führt, sich gesund ernährt und richtig pflegt, Freude am Beruf hat, nie sorgt und grübelt, Stress nicht kennt, gut versorgt ist, humorvoll, Nichtraucherin, kein Gläschen zu viel trinkt, eine disziplinierte Esserin ist, sich niemals ungeschützt in der prallen Sonne aufhält und sich regelmäßig in frischer Landluft bewegt. Alter egal.«

Wer diese Kriterien erfüllt, der braucht mir kein Bild zuzusenden. Ich weiß nämlich ohne hinzusehen: Die Haut dieser Damen wird sich in einem glänzenden Zustand befinden, der ihrem Alter entspricht. Das bedeutet (nach der Meinung vieler Wissenschaftler): Sie haben weniger Falten und einen frischeren Teint als 80% ihrer Altersgenossinnen. Bei meinen Anzeigen-Damen wird sich nämlich nur das »intrinsische« Alter zeigen (der Begriff wird gleich erklärt). Alle anderen kämpfen zusätzlich mit einer ganzen Reihe von Schönheitsproblemen, die ihnen durch die »extrinsische« (von außen herbeigeführte) Alterung aufgebürdet werden.

Das Altern hängt zum größten Teil von der Umwelt ab

Erst seit wenigen Jahren unterscheidet man zwischen den beiden Arten von Alterungskräften. Die intrinsische (oder auch natürliche oder biologische) Alterung bezeichnet die Verschleißprozesse, die sich ohne äußere Einwirkung vollziehen. Sie folgen einem naturgegebenen Programm, das in der DNS, dem Erbgut der Zelle, verankert ist. Es legt genau fest, wo die erste Falte entsteht, wann die Haare grau werden oder wie elastisch das Bindegewebe ab 40 sein wird. Die intrinsische Alterung macht keine großen Unterschiede zwischen Gesicht und Körper. Wenn das genetische Programm bestimmt, dass die collagenen Fasernetze spröde zu werden beginnen, dann tun sie das mehr oder weniger von Kopf bis Fuß. Ein Mensch, der ausschließlich den biologischen Alterungsprozessen unterworfen ist, hat im Gesicht keine angegriffenere Haut als auf den Hüften.

Wie alt Sie aussehen und sich fühlen, wird nicht nur vom Erbgut bestimmt

Ganz anders sieht es aus bei der extrinsischen Alterung. Nicht umsonst nennt man sie auch vorzeitige

48

Alterung oder Lichtalterung. Wir verdanken sie einer Fülle von Faktoren, die von außen auf uns einwirken: Umweltverschmutzung, scharfe Reinigungsmittel, falsche Kosmetik, ungesunde Lebensgewohnheiten, Zigarettenrauchen, vitaminarme Ernährung, Zucker, fettreiches Essen, unbekömmliche Stoffe in der Nahrung, Chemikalien in Textilien, Farben, Möbeln und Baustoffen, Stress, Sorgen, Sauerstoffmangel, zu viel Alkohol, zu wenig Schlaf und allen voran die UV-Strahlung der Sonne. Sie ist der Gute-Laune-Faktor für Herz und Gemüt, für die Haut jedoch birgt sie erhebliche Gefahren. Wer Vorsicht walten lässt und richtig mit ihr umzugehen weiß, kann ihre Kräfte für die Schönheit nutzen (siehe Kapitel 12: »Drei ›L‹ für schönen Teint«). Wer sich aber unbedacht ihren goldenen Strahlen überlässt, bezahlt die Urlaubsbräune mit lebenslangen Knitterfalten, wenn nicht sogar mit noch schlimmeren Folgen.

Hier sind die Hauptschuldigen für Falten und Hautalterung

Der Arzt kann den Unterschied zwischen intrinsischer und extrinsischer Alterung feststellen, indem er die Haut an zwei Stellen misst: der Innenseite des Oberarms, wo nur selten Sonnenlicht hinkommt, und dem Gesicht. Sind die Collagenschichten etwa gleich dick, dann können alle zufrieden sein: Das Alter steht im Pass und in den Genen, und damit nicht so sehr ins Gesicht geschrieben. Meistens aber ist die Armhaut wesentlich dicker als die Haut des Gesichts. Das bedeutet: Die Falten und Linien sind nicht von Mutter Natur. Sie wurden Stück für Stück erworben.

Der Arzt kann messen, wie stark Ihre Hautalterung umweltbedingt ist

Je älter man ist und je intensiver die Belastungen für die Haut sind (oder waren), desto stärker prägen sich die Zeichen aus, die für die extrinsische Hautalterung typisch sind: vergröberte Oberfläche, ledriger Zustand, trockenes Hautrelief, Rauheit, fahler Teint, bei Bräune gelblich, unregelmäßig pigmentiert, Alters- und Leberflecke, Alterswarzen, viele kleine Mimikfalten, Couperose (geplatzte Äderchen). Dies zeigt sich vor allem an Stellen, die besonders häufig und intensiv der Sonnenbestrahlung ausgesetzt sind: im Gesicht, dem V der Halslinie und dem Dekolleté, am Rücken (hier siedeln sich bevorzugt Warzen an), den Außenseiten der Arme, Handrücken und Unterschenkeln.

Testen Sie selbst Ihr biologisches Alter

Um selber festzustellen, inwieweit Ihr biologisches Alter identisch ist mit Ihrem Hautzustand, brauchen sie nur die Haut Ihres Gesichts mit der Haut auf den Hüften zu vergleichen … wobei das Gesicht ein paar Falten mehr haben darf. Hier ist die Haut nämlich anders am Muskel befestigt als beim übrigen Körper. Während sie im Allgemeinen wie eine Art Laken über den Muskeln liegt, ist die Gesichtshaut mit Muskelausläufern fest verstrickt, die wie Finger in die Haut hineinragen. Dadurch ist das menschliche Gesicht so ausdrucksstark – oder haben Sie schon einmal mit dem Bauch schelmisch gelächelt? Oder den Oberschenkel skeptisch gerunzelt? Na bitte. Die Elastizität der Gesichtshaut ist wesentlich größeren physischen Belastungen unterworfen als die Hüfthaut. Also darf sie ein paar Mimikfalten haben – aber die Größe der Poren, die Feinheit, die Geschmeidigkeit und die Ebenmäßigkeit der Oberfläche sollten sich gleichen.

Falls Sie zu den 80% der Frauen gehören, die zur Bürde der natürlichen Alterung auch noch die um-

50

weltbedingte zu ertragen haben, dann wird Ihr Gesicht im direkten Vergleich schlechter wegkommen. (Vom Hals will ich gar nicht sprechen!) Nun brauchen Sie nicht sofort das Telefonbuch nach dem nächsten Schönheitschirurgen zu durchwühlen. Hier ist die gute Nachricht: Mit meinem System können Sie den umweltbedingten Alterungsprozessen entgegentreten, sie aufhalten und sogar ein ordentliches Stück weit rückgängig machen. Zum Teil gilt das auch für die natürliche Alterung. Dank der modernen Anti-Aging-Forschung kann sie verzögert bzw. rückgängig gemacht werden.

Lassen wir also das Alter warten. Dies geschieht, indem die Altmacher konsequent ausgeschaltet und das Verjüngungsprogramm mit Nachdruck eingeschaltet wird.

Schalten Sie die Altmacher aus

Der schlimmste Altmacher heißt »Sonne«. Bis vor 15 Jahren hat man noch gedacht, dass die Falten einer sonnengewohnten Haut aufgrund der natürlichen Anlage entstanden seien. Unbekümmert genoss man das Solarium, dessen schnell bräunende UVA-Strahlung man für unschädlich hielt. Heute weiß man: Sowohl die UVA- als auch die UVB-Strahlung des Sonnenlichts hat eine Wirkung auf die Haut. Die einen Strahlen (UVB) trocknen die Haut aus, verbrennen sie und erhöhen das Krebsrisiko. Die anderen (UVA) dringen tiefer ein und schädigen die elastischen Fasernetze in der Haut. Beide zerstören das Zellmaterial und aktivieren Stoffe, welche die vorzeitige Hautalterung rasant vorantreiben (Abb. 4). Studien zufolge sind Sonnenanbeter sechs bis acht Jahre »älter«, als sie von Natur aus sein sollten.

Vorsicht, Sonne!

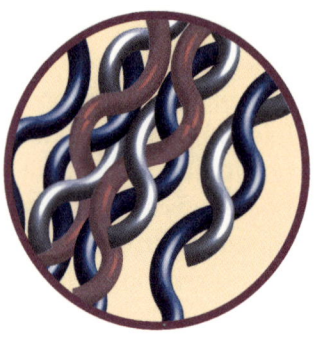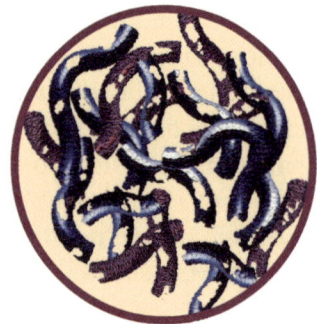

Abb. 4 Die Wirkung von UV-Strahlen auf die collagenen Faser-netze:
Links: Bei gesunder Haut sind die Fasern intakt.
Rechts: Die UV-Strahlung verursacht Quervernetzungen der col-lagenen Fasern und schädigt die Struktur der Molekülstränge.

Der Umgang mit Sonne will gelernt sein

Der Umgang mit der Sonne will gelernt sein. Im Kapitel 12 zeige ich Ihnen, wie Sie das Beste aus den sonnigen Zeiten des Jahres machen können, ohne auf den beliebten frischen Urlaubsteint verzichten zu müssen. Für den Alltag aber gilt:

- Gehen Sie von 11 bis 16 Uhr nie ungeschützt in die Sonne.
- Legen Sie einen Sunblocker (SF 30+) auf, bevor Sie sich in die pralle Sonne setzen.
- Benutzen Sie an Sonnentagen für den ganzen Tag eine Creme mit hohem Lichtschutzfaktor (SF 15).

Hier noch ein Appell an alle Mütter: Babys und Kleinkinder haben dünne, empfindliche Haut. Die aggressive Sonnenstrahlung wirkt sich bei ihnen noch intensiver aus als beim Erwachsenen. Die Folgen sind (wie immer) oft erst nach Jahren sichtbar. Erziehen Sie Ihre Kinder zur Schönheit, indem Sie ihnen ange-

52

wöhnen, niemals ungeschützt in die pralle Sonne zu gehen. Genau das tat die Mutter eines deutschen Supermodels, das ich kenne: Sie hielt das Kind aus der Sonne. Mit dem Erfolg, dass die junge Frau sich heute als Schönheitsideal im Erfolg sonnen kann.

Das Tückische an Sonnenschäden ist, dass sie sich erst Jahre später zeigen. Es gibt Hinweise darauf, dass 90% der so entstandenen Falten, die einen ab 40 ärgern, in den Teenager-Jahren angelegt wurden. Bei der Behandlung spielen Fruchtsäuren und Antioxidanzien sowie Collagen (s. Kap. 7 und 8) eine herausragende Rolle. Nachweislich können sie die Schäden zu einem gewissen Teil wieder ausbügeln. Ich selbst erziele damit ausgezeichnete Ergebnisse. Da ich im südspanischen Marbella lebe, kommen viele reumütige Sonnenanbeter zu mir. Bei allen konnte erreicht werden, dass die Haut ihren gelblichen Knitterlook verlor und wieder praller, frischer und faltenfreier strahlte. Sogar ein großer Teil der jugendlichen Elastizität ließ sich wieder herstellen.

Zeitbombe Sonnenbaden

Ein besonders unangenehmer, weil oftmals unvermeidlicher Altmacher ist die Umweltverschmutzung. Untersuchungen belegen, dass die Bewohner von Großstädten denen vom Lande um 12% voraus sind in punkto Alterung. Chemikalien, das Kohlendioxid der Abgase, Staubpartikel und Sauerstoffmangel aktivieren Zellgifte und blockieren die Nährstoffversorgung der Haut. Falls Sie in einer Großstadt wohnen, gehen 15% Ihrer Falten auf das Smog-Konto.

Großstädter haben's schwerer

Vier Wochen Urlaubs-Seeluft im Jahr sind nicht genug, um es auszugleichen. Tun Sie Ihrer Haut einen

Rauf aufs Rad und raus ins Grüne

Gefallen und nutzen Sie die grünen Lungen Ihrer Stadt: Rauf aufs Rad und raus ins Grüne, in die Stadtwälder und – wenn möglich – die industriefreie Umgebung. Die Bewegung unterstützt den Regenerationsprozess zusätzlich: Die Durchblutung wird angekurbelt, die Sauerstoff- und Nährstoffversorgung verbessert.

In meiner Klinik sehe ich immer wieder Frauen, die eine wunderschöne, zarte Haut haben – bis auf eine ganz bestimmte Stelle. Es ist die, welche die Männer im Zweifelsfall mit einem flotten Bärtchen kaschieren können: die Partie zwischen Oberlippe und Nase. Hier haben sich hartnäckig feine Fältchen niedergelassen. Man nennt sie auch »Raucherfalten«, weil ihre Ursache im blauen Dunst liegt. Zigarettenrauch hat eine Wirkung wie Großstadt hoch zwei: Zellgifte werden aktiviert, welche die elastischen Fasern spröde machen. Dazu kommt die Mimik: Die Ziehbewegung über Jahre hinweg verewigt die Fältchen, welche sich beim Spitzen des Mundes bilden.

Zigaretten sind Super-Faltenmacher

Als erste Maßnahme sollte das Rauchen aufgegeben werden, damit nicht noch mehr und noch tiefere Falten entstehen. Um sie loszuwerden, wirkt eine Fruchtsäure-Behandlung wahre Wunder (s. nächstes Kapitel). Spektakuläre Ergebnisse erziele ich in speziellen Fällen von hartnäckigen Mundfältchen mit Tretinoin oder Vitamin-A-Säure (s. Kapitel 21 »Auf den Mund geschaut«).

Sorgen machen alt. Stress und Kummer sind die Feinde glatter, jugendlicher Haut. Schuld daran ist die Verspannung der Gesichtsmuskulatur, welche die Faltenbildung beschleunigt. Wer überlastet ist oder Sorgen hat, der schläft meistens auch nicht genug. Der Körper kann sich nicht regenerieren und die aufbauenden Faktoren werden gehemmt. Die Stresshormone Cortisol und Adrenalin behindern den gesunden Nährstoffwechsel in den Zellen und fördern die Programme, welche den Zellabbau beschleunigen. Die Haut verliert die Fähigkeit zur Feuchtigkeitsspeicherung, sie wird trocken, der Teint wird fahl. Die Devise heißt: abschalten und entspannen. Das kann man lernen. Es gibt eine Fülle von Entspannungstechniken, allen voran empfehle ich aktive sportliche Betätigung in frischer Luft. Dadurch werden die Stresshormone abgebaut, die Muskulatur entspannt und die Durchblutung gefördert. Mir fällt hier eine 51-jährige Handelsvertreterin ein. Sie musste viel reisen und arbeitete im Schnitt 18 Stunden täglich. Sie war ständig erschöpft und sah aus wie ihre eigene Großmutter. Nach zwei Monaten Behandlung mit Fruchtsäuren, Collagen, natürlichen Feuchthaltefaktoren, entspannenden Atemübungen und regelmäßigen strammen Spaziergängen war sie nicht mehr wiederzuerkennen: Der Teint strahlte, die Haut schimmerte glatt und rosig, und die scharfen Stressfalten waren wie weggebügelt.

Erste Hilfe gegen Stressfalten

Zum Schluss möchte ich noch zwei üble Altmacher anprangern: Alkohol und Zucker. Ein Gläschen Wein pro Tag wird schon vom berühmten Arzt Paracelsus zur Stoffwechselanregung empfohlen. Die moderne Medizin bescheinigt ebenfalls dem Rotwein, in kleinen Mengen genossen, eine ausgezeichnete Wirkung für Gefäße und Zellschutz. Aber wie bei so vielen guten Dingen gilt auch hier: Die Menge macht's. Al-

Alkohol vernichtet hauteigenes Collagen

kohol im Übermaß ist nämlich ein Collagen-Vernichter, der es in sich hat. Je weniger Collagen in der Haut ist, desto trockener, unelastischer und faltiger wird sie. Und nicht nur sie: Auch die Blutgefäße werden durch Collagenmangel spröde und rissig, geplatzte Äderchen und Durchblutungsstörungen sind die Folge. Dagegen hilft nur, den Alkohol zu reduzieren und die Regeneration der Haut zu fördern. Vor allem gelingt dies durch die Pflege mit Fruchtsäuren und Collagen, verbunden mit sanften Massagen und schonenden Masken, welche die Durchblutung fördern.

Zucker macht die Haut spröde

Der zweite und letzte Altmacher in unserer Liste ist süß im Geschmack, aber bitter in der Wirkung: Zucker. Zucker hat die Eigenschaft, sich mit dem Protein des Collagens zu verbinden. Dadurch verliert dieses seine Struktur und beginnt, sich kreuz und quer zu vernetzen. Aus einem elastischen Fasergeflecht wird ein struppiges, unflexibles Gewirr. Die Folgen sieht man im Spiegel: spröde, unlebendige Haut. Die erste Gegenmaßnahme muss heißen: Naschen, nein danke. Damit wird der alt machende Prozess der Kreuzvernetzungen gestoppt. Aber lassen sie sich auch wieder rückgängig machen? Sensationelle Ergebnisse bringt eine Behandlung mit Fruchtsäuren. Sie sorgen dafür, dass die Zuckermoleküle, welche die collagenen Fasern besetzen, in den Zellen besser verstoffwechselt werden. Fruchtsäuren wirken damit gleichsam wie ein Reinigungsprogramm im collagenen Gewebe. Verklebungen lösen sich auf, die Fasern gleiten wieder übereinander, die Haut gewinnt Elastizität und Geschmeidigkeit zurück.

Teil 2

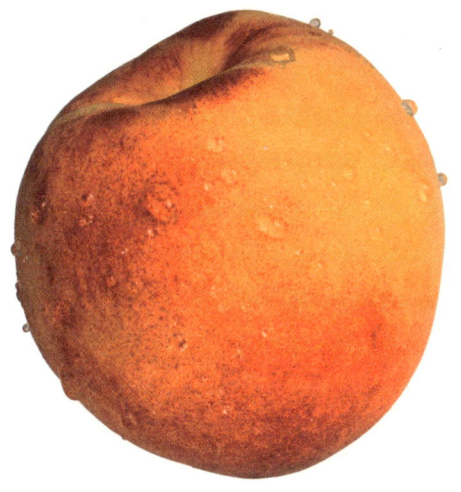

7.
Der AHA-Effekt gibt den Falten Saures: Fruchtsäuren

Es ist schon kurios. Aber eines der genialsten Rezepte zur Hautverjüngung ist gleichzeitig eines der ältesten. Und wie so viele geniale Entdeckungen wurde es über Jahrhunderte einfach vergessen. Ich meine die Alpha-Hydroxysäuren, alias Fruchtsäuren oder abgekürzt AHA. Sie sind ein reiner Glücksfall für die Haut.

Fruchtsäuren sind ein Glücksfall für die Schönheit

Vor wenigen Jahren hat die Kosmetikindustrie das erst richtig erkannt, und heute geht nichts mehr ohne sie. Tatsache ist, dass Fruchtsäuren die Basis sind für erfolgreiche Hautverjüngung, Gesundung und Regeneration.

Fruchtsäuren werden – wie der Name schon sagt – aus Früchten gewonnen. Hauptsächlich sind dies Äpfel, Zitrusfrüchte, Papayas und Weintrauben. Aber auch Milchsäure gehört dazu, sowie die Fruchtsäure des Zuckerrohrs, Glycolsäure genannt. Mittlerweile wird AHA auch synthetisch hergestellt. Studien belegen, dass sie den natürlich gewonnenen ebenbürtig ist.

Machen Sie's (fast) wie Cleopatra

Königin Cleopatra kannte mit Sicherheit noch nicht den chemischen Namen und die molekulare Zusammensetzung der AHA, aber sie wandte sie bereits an. Zur Schönheitspflege planschte sie in Stutenmilch, und Milch ist randvoll mit Milchsäure, einer

58

außerordentlich wirksamen AHA. Vor Jahrhunderten schon verwöhnten die Frauen in Frankreich ihre Haut mit den Rückständen des vergorenen Rotweins. In heutiger Zeit erst weiß man genau, warum: Weinsäure ist eine besonders hochwertige Fruchtsäure.

Anfang der neunziger Jahre schockte ich die medizinische Fachwelt, indem ich behauptete: »Fruchtsäuren sind der Türöffner für den Regenerationsprozess der Haut.« Der verbale Gegenwind legte sich aber sehr schnell, als ich die ersten Ergebnisse meiner Forschungen präsentierte. Altersgeschädigte, faltige Haut behandelte ich vier Monate lang mit einem Cocktail aus Glycolsäure, Apfel- und Weinsäure. Die Verbesserungseffekte waren dramatisch. Sie übertrafen bei weitem alle Ergebnisse, die man in der Vergleichsgruppe mit anderen Mitteln erzielen konnte. Besonders auffallend war der Rückgang der Faltenbildung sowie die Straffung und Vitalisierung des gesamten Hautbildes. Die Fruchtsäuren hatten nicht nur sozusagen ein Lifting vollzogen, sondern auch noch den Teint zum Strahlen gebracht.

Der Schulte-Cocktail mit der Superwirkung

Der Grund liegt in der Leistung der AHA. Entgegen bisherigen Annahmen fördern sie nicht nur den Baustoffwechsel der Haut (also die Zellerneuerung), sondern auch ihren Energiestoffwechsel (den Austausch von lebenserhaltenden Impulsen). Dadurch erstreckt sich ihr Einfluss nicht nur auf die Oberfläche der Haut, sondern bis tief in die unterste Schicht:

Fruchtsäuremix mit Dreifacheffekt

Auf der *Oberhaut* sorgt eine Fruchtsäurebehandlung dafür, dass der mit den Jahren zäh gewordene Zellleim aufweicht. Die festgeklebten Hornschüppchen

59

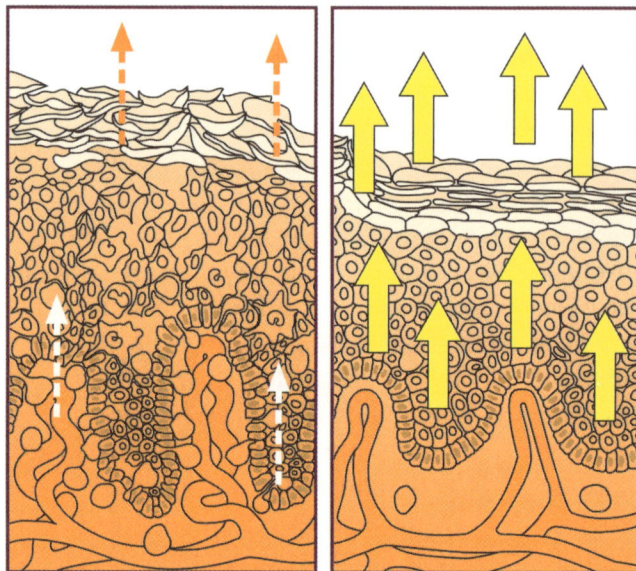

Abb. 5 Zellerneuerung mit Fruchtsäuren
Links: Bei unbehandelter Haut lösen sich wenig Hornschüppchen ab, von unten kommt dementsprechend geringer Nachschub.
Rechts: Fruchtsäuren lösen die verklebten Hornschüppchen, sie können vermehrt abschilfern. Das stimuliert in der Keimschicht die Zellneubildung – die Regeneration beginnt.

lösen sich, der Weg für neue wird frei. Das ist das Signal für die Basalschicht (die unterste Schicht der Oberhaut), vermehrt neue Zellen zu produzieren und in Richtung Hornschicht zu entsenden. Das Ergebnis: Die Zellerneuerungsrate steigt an, der Hautstoffwechsel erwacht zu neuem Leben, die Durchblutung kommt in Gang, die verjüngende Vitaldynamik nimmt ihren Anfang (Abb. 5). Schon unmittelbar nach der ersten Anwendung kann man erste Erfolge registrieren: Die Haut wird glatter, weicher, strahlender.

Bringen Sie die Zellerneuerung tüchtig in Gang

60

Bei faltenreicher, altersgeschädigter Haut mit ihrer stark verdichteten Hornschicht wirkt die regelmäßige Behandlung mit Fruchtsäuren wahre Wunder. Sie schaffen, was kein anderes Kosmetikprodukt kann: die zum Erliegen gekommene Zellerneuerung wieder anzukurbeln.

In der mittleren Hautschicht, der *Lederhaut,* sitzen die Feuchtigkeitsspeicher. Bei altersgeschädigter, »unvitaler« Haut sind sie zu einem großen Teil zerstört, beschädigt oder ausgetrocknet. Wenn der Zellstoffwechsel zunimmt, kommt neues Leben in die winzigen Leitungssysteme, die der Versorgung mit Nährstoffen, Sauerstoff und Feuchtigkeit dienen. Aber Fruchtsäuren tun noch mehr: Sie vermehren die Neubildung der feuchtigkeitsspeichernden Fasern. Dies tun sie nicht direkt, sondern indirekt. Indem sie mit zahlreichen Enzymen und Wachstumsfaktoren zusammenspielen, werden höchst wichtige kleine Zellen angesprochen, die so genannten Fibroblasten. Sie können daraufhin vermehrt jene kostbaren Fasern bilden, die für die Feuchtigkeitsspeicherung zuständig sind.

Fruchtsäuren stimulieren die Feuchtigkeitsspeicherung

Zu einem weiteren, unschätzbaren Schönheitsaspekt der Fruchtsäuren werden wir noch einmal gründlicher in Kapitel 9 (»Jagd auf freie Radikale«) kommen. Sie schützen nämlich die collagenen und elastischen Fasern vor dem Zugriff aggressiver Moleküle. Dadurch erhöht sich die Fähigkeit, Feuchtigkeit zu speichern. Das Ergebnis ist eine zarte, weiche Haut mit ebenmäßiger Struktur, einem gut durchbluteten Teint und gesunder, vitaler Ausstrahlung. Linien und Fältchen werden flacher bzw. gehen ganz zurück,

Schutz vor aggressiven Molekülen

und sogar die schlaff gewordenen Partien um Wangen und Kinn straffen sich wieder.

Die eben beschriebene Wirkung der Fruchtsäuren reicht bis in die *Unterhaut* hinein. Hier helfen sie, die angegriffenen Zellmäntelchen der Fett- und Bindegewebszellen von Zellgiften zu befreien und zu reparieren. Dadurch lösen sich verklumpte Fasern und bekommen wieder eine schöne, feste Struktur. Die Haut erhält Spannkraft und Geschmeidigkeit.

Mehr Spannkraft von ganz innen

Fruchtsäuren finden sich in einer Vielzahl von Kosmetikprodukten. Cremes, Lotions, Masken, Peelings, Shampoos und Duschgels enthalten AHA in irgendeiner Form. Entscheidend für die Wirksamkeit sind aber vier Dinge: der Reinheitsfaktor, die Stärke, der Säurewert und die Anwendung.

Reinheitsfaktor:

Grundsätzlich gilt für Fruchtsäuren das Gleiche wie für Rum: Je höher die Konzentration, desto stärker die Wirkung. In den Anfängen der Fruchtsäuren-Euphorie mixte jeder Hersteller möglichst hohe Konzentrationen in sein Produkt. Da gab es Bodylotions mit 30%iger Fruchtsäure, Cremes mit 40%iger und mehr – bis zu 80%ige Fruchtsäure wurde beigemischt. Leider brachten diese Produkte nicht die erhoffte Wirkung. Wirklich effektiv sind nämlich nicht ein paar Tropfen hochprozentiger AHA in einem Tiegel voll Pflegesubstanz, sondern nur die reine Fruchtsäure. Die ganze Flasche muss Fruchtsäure enthalten, sonst warten Sie vergeblich auf das erhoffte Ergebnis.

Nur reine Fruchtsäure verwenden

62

Es lohnt sich also darauf zu achten, wie viele fremde Substanzen mit der Fruchtsäure vermischt sind. Optimal sind Zubereitungen der reinen Fruchtsäure. Es gibt sie vornehmlich als Fluid.

Stärke:

Für normale Haut, die noch keine Altersschädigungen hat und deren Zustand einfach erhalten werden soll, genügt eine Konzentration von 5 bis 8%. Will man eine Veränderung erreichen, d. h. einen deutlichen Verjüngungseffekt, dann muss man zu höheren Konzentrationen greifen. In meiner Praxis hat sich gezeigt, dass die besten Ergebnisse mit einem 10%igen Fruchtsäurecocktail erzielt werden, der – wie oben erwähnt – aus Glycol-, Apfel- und Weinsäure besteht. Glycolsäure, die aus Zuckerrohr gewonnen wird, hat besonders kleine Moleküle. Sie können sehr tief eindringen und daher in den unteren Hautschichten wirksam werden. Die anderen beiden Säurearten werden mit ihren größeren Molekülen an den oberen Schichten aktiv. Damit ergibt sich ein ausgewogener Tiefen- und Oberflächeneffekt, der einen besonders zuverlässigen und schonenden Verjüngungseffekt herbeiführt.

Auf den Stärkegrad der Fruchtsäure achten

In Konzentrationen über 10% ist der Einsatz von Fruchtsäuren vom Gesetzgeber aus nur für den professionellen Gebrauch zugelassen. Die exfolierende (abschälende) Wirkung ist so stark, dass die Haut geschädigt werden könnte. Im Kosmetikinstitut dürfen Konzentrationen bis 15% angewandt werden, in höherer Dosierung gibt es sie nur auf ärztliche Verschreibung.

Optimal sind 10%

Säurewert:

Um Bakterien und Krankheitserreger vom Körper fern zu halten, hat die Haut eine natürliche Barriere: den Säureschutzmantel. Wird er durch falsche Kosmetika, aggressive Substanzen, Reinigungsmittel, Sonnenbestrahlung oder andere Ursachen beschädigt, dann verliert der Körper diesen Schutz. Das kann zu einer ernsten Gefahr für die Haut und den gesamten Organismus werden.

Den pH-Wert beachten

Auch bei Fruchtsäuren gilt es, den richtigen Säurewert einzuhalten. Er wird in pH gemessen. Die Bezeichnungen sind ein wenig irreführend. Denn je höher der pH-Wert ist, desto mehr geht die Substanz in Richtung Lauge. Ein niedriger pH-Wert dagegen bedeutet: hoher Säurewert, d. h. sehr sauer.

Als Faustregel kann man sich merken: Je höher die Konzentration der Fruchtsäure, desto saurer sollte sie sein – also mit einem niedrigen pH-Wert. Optimal verträglich und leistungsfähig zugleich ist eine 10%ige Fruchtsäure mit einem pH-Wert von 3,5.

Anwendung:

15 Minuten Einwirkzeit sind Pflicht

Fruchtsäure wird morgens oder abends auf die gründlich gereinigte, trockene Haut aufgetragen. Dann kommt etwas sehr Wichtiges: Sie muss 15 Minuten einwirken. Das Aufweichen des Zellleimes geschieht nicht in Sekundenschnelle, es braucht etwas Zeit. Ebenso wenig setzt sich der Lösungsvorgang nach beendeter Behandlung fort. Fruchtsäure wirkt nur, solange sie mit der Haut in Kontakt ist, und für ihre Arbeit braucht sie eine Viertelstunde. (Sie können sich vorstellen, dass AHA in Shampoos oder Duschgels völlig nutzlos ist – wer bleibt schon 15 Minuten voll eingeschäumt in der Dusche?) Die Stoffwechselanregung kann sich in einem leichten Prickeln äußern. Nach der Einwirkzeit verlieren die aktiven Bestandteile ihre Kraft, und das Fluid kann abgewaschen werden. Dies geschieht am besten mit warmem Wasser. Die Wärme unterstützt einen willkommenen Nebeneffekt der Fruchtsäuren: Sie öffnen die Haut für die nachfolgenden Pflegeprodukte. Alles, was Sie ihr anschließend Gutes tun, kommt wesentlich besser an als ohne die AHA-Basisbehandlung. Fruchtsäuren sind Wirkungsverstärker.

Fruchtsäuren verstärken die Wirkung der nachfolgenden Pflegeprodukte

Rein theoretisch können Sie Fruchtsäuren täglich anwenden. Es gibt nahezu kein Hautproblem und keinen Hauttyp, bei dem eine AHA-Behandlung nicht für Besserung sorgt (Abb. 6). Fettige Haut normalisiert sich, unreine Haut wird klar, raue Haut wird zart, trockene Haut wird weich und geschmeidig, ein matter Teint leuchtet wieder, Falten und Linien glätten sich,

Kleiner Aufwand, große Wirkung

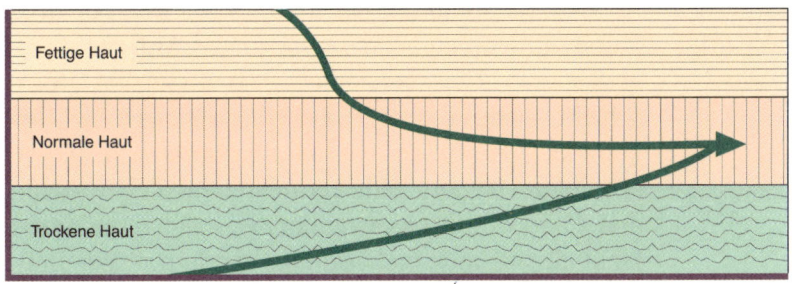

Abb. 6 Der AHA-Effekt: Im Laufe der Fruchtsäure-Behandlung normalisiert sich der Hautzustand. Bei fettiger Haut nimmt die Talgproduktion ab, bei trockener Haut nimmt die Feuchtigkeitsbildung zu.

Altersflecken verschwinden, schlaffe Partien gewinnen Spannung. Sogar Verbrennungen oder Sonnenbrand heilen wesentlich schneller als ohne die Behandlung.

Fruchtsäuren-Kosmetika an der Grenze zur Medizin

Eben sagte ich, »rein theoretisch« kann AHA jeden Tag angewandt werden. Fruchtsäuren sind hochwirksame »Kosmezeutika«, d. h. sie sind Kosmetika an der Grenze zur Medizin. Der beabsichtigte Effekt und eventuelle Nebenwirkungen liegen nahe beieinander. Entscheidend für den Erfolg ist letzten Endes, wie Ihr individueller Hautzustand ist, welche Unverträglichkeiten bestehen, welchen Belastungen Ihre Haut ausgesetzt ist, wie Ihre Pflegegewohnheiten sind. Das Produkt muss genau darauf abgestimmt sein in seiner Zusammensetzung, der Stärke, dem pH-Wert. All das kann man Ihnen nicht im Supermarkt sagen. Es genügt nicht, dass man Ihnen den Packungstext erklärt oder die Angaben des Herstellers interpretiert. In Deutschland herrscht noch viel Unsicherheit, um nicht zu sagen Unwissenheit, im Umgang mit Fruchtsäuren. Ein verbreiteter Irrtum ist zum Beispiel, die Hornschüppchen-ablösende Wirkung habe zur Folge, dass die Haut dünner wird. In Wahrheit bewirkt Fruchtsäure aber genau das Gegenteil. Sie macht den verfestigten Zwischenzellleim der äußersten Hornschicht wieder geschmeidig. Überalterte Hornzellen können abgestoßen werden, wodurch die Keimschicht das Signal erhält, vermehrt neue Zellen zu bilden. Dieser Zuwachs an neuer Zellaktivität macht die Haut eben gerade nicht dünner, sondern dicker, praller, jugendlicher.

Vorsicht, Ammenmärchen!

Mit einem weiteren Märchen möchte ich ebenfalls gleich mal aufräumen: Eine verbesserte Zellerneuerung – so meinen einige ewig Gestrige – würde dazu führen, dass die biologische Uhr zu schnell abliefe, weil die Zellen sich schneller verbrauchen. Falsch! Fruchtsäuren verbrauchen keine Zellen, sondern helfen der Haut, neue herzustellen. Auf diese Weise wird die biologische Uhr wieder aufgezogen. Wird das versäumt, dann läuft sie immer träger und bleibt irgendwann stehen – ich nenne das »die Haut schläft ein«. Soll ein Zellsystem lange aktiv und vital bleiben, dann muss man seine biologische Uhr immer wieder aufziehen. Dies geschieht durch Stimulierung der Zellerneuerungsaktivität. Im Übrigen: Wenn das Märchen vom Zellverschleiß durch Aktivität stimmen würde, dann wären alle Leute, die Sport treiben und ins Fitness-Studio gehen, potenzielle Selbstmörder. Dann bestünde das beste Anti-Aging-Konzept darin, auf der Couch zu liegen, fernzusehen und seine Zellen vor jeder Aktivität zu bewahren!

Fruchtsäuren ziehen die biologische Uhr auf

In meiner jahrzehntelangen Praxis habe ich mehr Falten gesehen, die aus mangelnder Sachkenntnis entstanden waren als aus Altersgründen. Und ich habe ebenfalls gesehen, wie mit der richtigen Beratung und Pflege bei scheinbar hoffnungslosen Fällen wieder Schönheit, Vitalität und Jugendlichkeit erreicht wurde. Mit einer kompetenten Fachkosmetikerin Ihres Vertrauens sind Sie auf der sicheren Seite. Als diplomierte Expertin weiß sie, wie die Zeichensprache der Haut zu deuten ist. Sie erstellt eine gründliche Analyse, sagt Ihnen, was mit ihr los ist und worauf Sie achten müssen. Hier kennt man sich auch mit den geeigneten Produkten und Anwendungen aus.

Lassen Sie sich von der Fachfrau beraten

*»Kosmezeutika«,
die neue
Generation der
Wirkkosmetik*

»Kosmezeutika« kann und sollte man nicht einfach im Geschäft kaufen, sondern bei Fachleuten, und das sind die Kosmetikinstitute. Sie können davon ausgehen, dass Sie hier immer die beste Qualität bekommen. Zudem werden die dort verkauften Produkte wenig oder gar nicht beworben. Anstatt teure Werbung mitzubezahlen, geben Sie Ihr Geld für das aus, was tatsächlich drin ist. Greifen Sie also nicht zum gestylten Fläschchen, auf dem ein imposanter Name steht und irgendetwas von Fruchtsäure, sondern lassen Sie sich kompetent beraten. Es lohnt sich! Fruchtsäuren sind für die Haut wie ein Sechser im Lotto. Richtig ausgewählt und richtig angewandt können sie wahre Wunder vollbringen.

8.
Das Verjüngungs-Protein: Collagen

Wissen Sie, woran der moderne Mediziner erkennen kann, ob Sie in Zukunft schön fit bleiben oder bald abbauen? An der Haut. Besser gesagt: Er misst den Collagengehalt der Haut. Daran kann er ablesen, wie stark Ihre Adern und Gefäße sind, ob Sie demnächst Rückenschmerzen bekommen, wie vorsichtig Sie mit Ihren Knochen beim Skilaufen umgehen sollten oder wie es um die Gesundheit Ihres Herz-Kreislauf-Systems bestellt ist.

Collagen, Maßstab für die Gesundheit des gesamten Organismus

Collagen ist der Eiweißstoff, der unserem ganzen Körper seine Festigkeit gibt. Ohne Collagen würden wir zusammenfallen wie ein nasses Handtuch. Die collagenen Fasernetze bilden das Binde- und Stützgewebe in der Haut sowie in Knochen und Gefäßwänden. Wenn der Collagengehalt nachlässt, wird die Haut dünner und welker, das Risiko für Knochenbrüche steigt an, Kreuzschmerzen drohen und es ist mit Erkrankungen der Herzkranzgefäße zu rechnen. Der Collagen-Status des Körpers wird mit Ultraschall an der Haut gemessen. Sie gewinnt in neuerer Zeit immer mehr an Interesse, da auch andere Gesundheitsfaktoren wie die Immunabwehrlage oder das Regenerationspozential sich unmittelbar an ihr ausprägen.

Lassen Sie Ihren Collagenzustand messen

Die Collagenschicht der Haut kann man sich wie eine Matratze vorstellen. Die Füllung besteht aus einem Netzwerk von collagenen und elastischen Fasern. Die Aufgaben der Collagenschicht sind vielfältig: Wie ein Stoßdämpfer schützt sie den Organismus vor Verletzungen. Als Feuchtigkeitsspeicher hält sie die Haut frisch und elastisch – 60% der Hautfeuchtigkeit wird durch sie kontrolliert. Sie füttert die Epidermis (die Oberhaut) mit Nährstoffen, Vitaminen und lebenswichtigen Substanzen. In sie eingebettet sind die Sinnes- und Tastorgane, Haarfollikel, Schweiß- und Talgdrüsen. Zudem ist sie ein wahres Wunderwerk in Bezug auf Festigkeit und Feuchtigkeitsaufnahme: Eine Collagenfaser mit 1 mm Durchmesser kann 10 bis 40 kg tragen, und ein Molekül speichert das 300fache seines Eigengewichtes an Wasser!

*60% der Haut-
feuchtigkeit
stecken
im Collagen*

Es gibt etwa 14 Collagen-Arten, die häufigsten sind Typ I und Typ III. Um beim Bild der Matratze zu bleiben: Typ I stellt die Wattefüllung dar, Typ III entspricht den Unterteilungsnähten. In der Jugend ist die Collagen-Matratze dick und prall. Die Geflechtsstrukturen sind ebenmäßig, die »Wattefüllung« ist gut aufgepolstert und schön in Form gehalten durch die Teilungsnähte. Zu dieser glücklichen Jugend unserer Haut gehört auch, dass die abgebauten collagenen und elastischen Fasern in Windeseile wieder ersetzt werden. Etwa ab dem 25. Geburtstag ändert sich das. Und zwar in zweierlei Hinsicht: Erstens wird immer mehr Collagen abgebaut, und zweitens wird weniger neues produziert. Unsere »Matratze« bekommt Beulen. Sie wird dünner und faltiger. Ab dem 50. Lebensjahr ist sie schon schwer angeschlagen: Die ehemals straffen Fasernetze sind lasche Knäuel gewor-

*Ab dem
25. Lebensjahr
wird's ernst*

70

den, die elastischen Netzgebilde sind durch wilde Kreuzvernetzungen zu spröden Gebilden verhakt, die Teilungsnähte sind entweder krumm und schief oder ganz verschwunden. Das sichtbare Resultat: schlaffe, faltige Haut.

Falls der besagte Mensch über 50 ein Sonnenanbeter war, Raucher, Naschkatze, Stubenhocker oder Sportmuffel, dann sieht das Ergebnis noch übler aus. Die ultravioletten Strahlen der Sonne sind regelrechte Collagen-Räuber. Nikotin vermehrt Zellgifte, welche die Fasern zerstören. Zucker verhärtet die elastischen Netzstrukturen und macht sie spröde. Sauerstoffmangel beschleunigt den Abbau des Collagens und verhindert die Neubildung. Zu wenig körperliche Bewegung verschlechtert die Nährstoff- und Energieversorgung, die Fasern werden brüchig.

Schützen Sie Ihr Collagen!

Halten wir fest: Collagen ist unersetzlich für die Schönheit und Gesundheit der Haut. Auf der anderen Seite steht es schlecht um unser Lieblingsprotein, weil der Zahn der Zeit und persönliche Stressfaktoren es unerbittlich bekämpfen. Der Sinn einer kosmetischen Behandlung muss also in folgende Ziele münden:

Collagen steht im Mittelpunkt der kosmetischen Behandlung

1. Erhaltung des vorhandenen Collagens Typ I und III,
2. Verhinderung des schnellen Abbaus,
3. Verhinderung unerwünschter Kreuzvernetzungen,
4. Vermehrung des Collagens Typ I und III und
5. Stimulierung der Neubildung.

Viele collagenhaltige Produkte gibt es (das reinste Collagen wird übrigens aus Tierhaut gewonnen), doch alle haben einen Nachteil: Die Collagenmoleküle sind so groß, dass sie nicht durch die Hautzellen hindurchgelangen können. Die Haut stößt sie ab, wie sie überhaupt jedes körperfremde Eiweiß ablehnt. Dennoch ist die Behandlung mit diesen Cremes und Lotions nicht ganz nutzlos. Auch wenn das Collagen nur auf der obersten Hautschicht verbleibt, entfaltet es dort seine feuchtigkeitsbindenden Talente. Wie ein schützender Film legt es sich auf die Haut und verhindert, dass wertvolle Feuchtigkeit von innen auf der Oberfläche verdunsten kann. So wird das hauteigene Collagen geschützt. Der optische Effekt stellt sich schnell ein: Indem die Feuchtigkeit gebunden wird, quillt die Hornschicht auf, feine Fältchen verschwinden. Der Nachteil: Sobald die Speicherwirkung nachlässt, sind sie wieder da.

Schade: Collagen kann nicht von alleine in die Haut eindringen

Gut: Der TCP-Faktor schleust das Collagen in die Haut hinein

Für eine dauerhafte Hautverjüngung muss das Collagen in die tieferen Schichten der Epidermis vordringen. Dafür eignet sich nur die absolut reine Substanz. Sie darf keine Bakterien, Keime oder Viren enthalten. Das Wichtigste aber ist, die Collagenmoleküle in eine Form zu bringen, dass sie die Hautbarriere durchdringen können. Dies geschieht durch etwas, das ich den »TCP-Faktor« nenne = den Transcutanen Penetrations-Faktor. Er ist eine geniale Erfindung für die Haut, denn er bedeutet: Die großen Collagenmoleküle werden in so kleine Einzelteile zerlegt, dass sie die Außenbarriere der Haut durchdringen können.

Das Prinzip des TCP-Faktors kann man vereinfacht so erklären: Ein Procollagen, die Vorstufe des Collagenmoleküls, besteht aus drei Aminosäureketten, die zu einem Strang gewunden sind. In einem komplizierten Verfahren werden sie nun auseinander genommen,

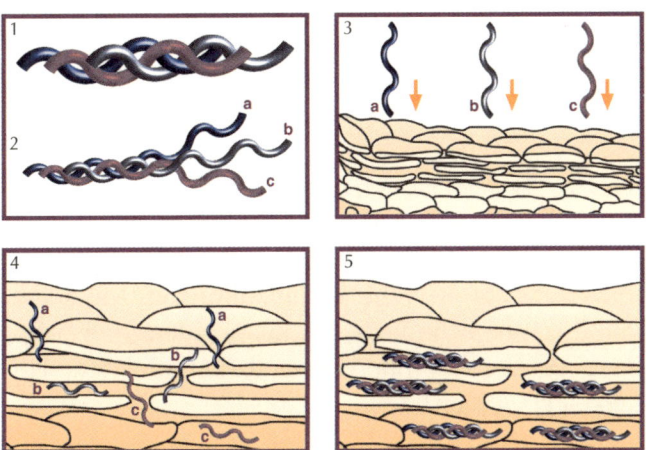

Abb. 7 Der TCP-Faktor

1. *Ein Collagenmolekül besteht aus einem dreifach gewundenen Strang von Aminosäureketten. Es ist zu groß, um in die Haut eindringen zu können.*
2. *Der TCP-Faktor zerlegt das Molekül in Einzelstränge (a, b, c).*
3. *Die Einzelstränge passieren die Hautbarriere.*
4. *Sie dringen tief in die Epidermis, die Oberhaut, ein.*
5. *Im Inneren der Haut setzen sich die zusammengehörigen Aminosäureketten wieder zu kompletten Collagenmolekülen zusammen. Das Collagen kann jetzt tief in der Haut seine Wirkung entfalten.*

sodass aus einem dicken Tau drei dünne Einzelfäden werden. Diese kommen in winzige Transportkapseln. Den Namen solcher Transportvehikel kennen Sie sicher: Es handelt sich um die so genannten Liposome. Sie sind die trojanischen Pferde der Hautpflege. Ihre Außenmembran ist der Hautzelle so ähnlich, dass die Haut sie nicht abstößt, sondern als guten Freund begrüßt und hereinlässt. Innen angekommen, öffnen sich die Liposomen und geben ihren Inhalt preis. Kaum freigelassen, verbinden sich die auseinander

Liposome transportieren Nährstoffe in die Haut

genommenen Aminosäureketten nach ihrem geneti-
schen Muster – und sind nun ein komplettes Collagenmolekül. Jetzt aber nicht mehr auf der Hautoberfläche, sondern in ihrem Inneren (Abb. 7).

Der TCP-Faktor ist von unschätzbarem Wert für die
Feuchthaltefunktion der Haut. Außer ihm gibt es kein
System auf der Welt, das in der Lage wäre, Collagen-
moleküle ins Gewebe hineinzubringen. Mit seiner
Hilfe kann sich auch trockene, altersgeschädigte
Haut wieder von innen her aufbauen und neue Fes-
tigkeit gewinnen.

Ich habe Hunderte von Frauen auf diese Weise behandelt. Wichtig ist es, absolut reines, natürliches
Collagen zu verwenden. Für die Tagespflege kombi-
niere ich es mit Zusätzen von Aloe vera, Elastin und
Nacht-Collagen Vitamin E, um die Schutzfunktion zu verbessern. Die
zur Regeneration Nachtanwendung ergänze ich mit regenerativen Faktoren wie Propolis (entzündungshemmend), Bisabo-
lol (beruhigend) und biogenen Stimulatoren (regene-
rativ wirksam). Die Resultate sind atemberaubend.
Schon drei Wochen später zeigt sich eine extreme
Verbesserung: deutlich aufgefüllte Trockenheitslinien, eine weichere Haut, feineres Hautrelief. Nach
Tages-Collagen einem Vierteljahr Behandlung verschwinden die
zum Schutz Ziehharmonikafältchen an den Wangen, die verbraucht wirkende Sprödigkeit macht einer gleichmä-
ßigen Geschmeidigkeit Platz (Abb. 8). Entsprechend
dem Ausgangszustand sind die Ergebnisse nicht alle
gleich. Aber alle sind – ohne Ausnahme – sensationell
gut. In der Einleitung habe ich auf die wundheilende
Funktion des Collagens hingewiesen – hier war ja im
Grunde der Ausgangspunkt meiner diesbezüglichen

74

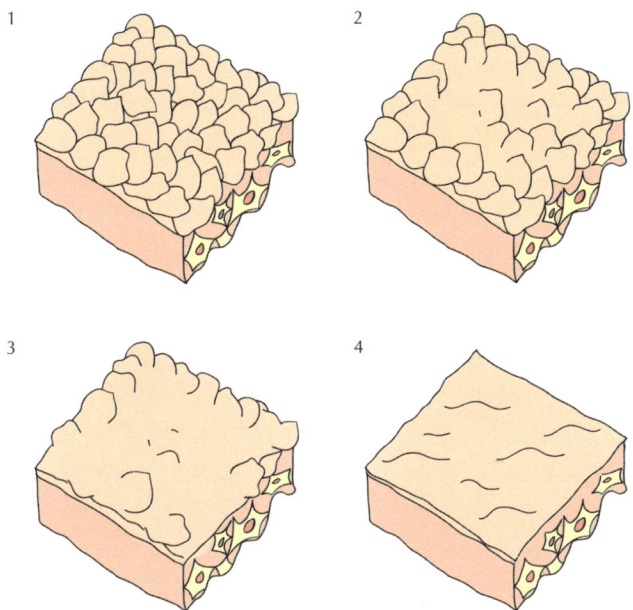

Abb. 8 Wirkung des Collagens:
1. Ausgangszustand: spröde, vergröberte Hautoberfläche.
2. Nach einem Monat: Das Hautrelief wird glatter.
3. Nach zwei Monaten: Die ersten Linien verschwinden.
4. Nach drei bis vier Monaten: verfeinertes Porenbild, ebenmä-
ßige Oberfläche, weniger Falten.

Forschungen. Diese Eigenschaft in Kombination mit
der Feuchthaltefunktion macht den Stoff zu einem un-
glaublichen Mittel gegen Brandwunden. Eine Verbrennung bedeutet: Die Haut wird so beschädigt,
dass sie schlagartig keine lebenswichtige Feuchtigkeit
mehr halten kann. Damit sind alle aufbauenden und
erhaltenden Prozesse unterbrochen. Als meine Toch-
ter Anisa ihr erstes Moped hatte, blieb sie eines Tages
mit dem Fuß am heißen Auspuff hängen. Dabei zog
sie sich eine schlimme Verbrennung am Bein zu. So-

*Geheimtipp
gegen Brand-
wunden:
Nacht-Collagen*

75

fort behandelte ich die Stelle mit Nacht-Collagen. Nach wenigen Tagen war die Brandwunde komplett verheilt. Sie hat noch nicht einmal eine Narbe zurückbehalten.

Am 20. August 2000 um 13 Uhr flog ich mit einem Motorboot in die Luft. Ich hatte am ganzen Körper Brandblasen, die Haut hing in Fetzen. Meine Frau behandelte mich sofort mit Nacht-Collagen. Nach sieben Tagen war alles ausgeheilt. Nur ein paar dunklere Schattierungen erinnerten noch an die überstandene Gefahr, aber auch die verschwanden nach einiger Zeit.

Natürliches, lösliches Collagen ist der ultimative Jungbrunnen

Natürliches, lösliches Collagen in hoch gereinigter Qualität ist der ultimative Jungbrunnen für die Haut. Je besser es eindringen kann, desto gründlicher und dauerhafter ist die Wirkung. Für immer Pfirsichhaut zu haben ist keine Utopie mehr, sondern Realität.

9.
Jagd auf freie Radikale: Antioxidanzien

Sie durchstreifen jeden Winkel des Körpers und haben nichts anderes im Sinn, als unschuldige gesunde Zellen zu attackieren. Ihr Name ist Programm: freie Radikale. Es handelt sich um frei im Organismus vagabundierende Molekül-Fragmente, die in sämtlichen Gewebestrukturen ein radikales Vernichtungswerk anrichten. Nach Meinung vieler Wissenschaftler tragen sie die Hauptschuld daran, dass der Mensch altert.

Super-Altmacher am Werk

Freie Radikale waren ursprünglich einmal ganz normale Moleküle. Im Verlauf der Umwandlungsprozesse beim Stoffwechsel, insbesondere bei der Atmung, geht ihnen ein Elektron verloren. Dadurch verwandeln sie sich von einem auf den anderen Augenblick in gierige kleine Räuber, deren einziges Ziel es ist, sich einen Ersatz für das fehlende Elektron zu beschaffen. Sie überfallen intakte Moleküle, schnappen sich ein Elektron und eignen es sich an. Was jetzt folgt, kennt man vielleicht aus einschlägigen Vampirfilmen: Ein Vampir beißt einen Menschen, der wird daraufhin dann auch ein Blut saugender Untoter. Das Gleiche geschieht einem Molekül, das von einem freien Radikal »gebissen« wird: Es wird selber zum freien Radikal. Rastlos durchstreift es den Organismus auf der Suche nach neuen Opfern … und so weiter.

So arbeiten freie Radikale gegen Ihre Gesundheit

Für die Zellen bedeutet das den Untergang. Wenn ihre Molekülstruktur verletzt ist, bricht das ganze Gefüge zusammen. Die Ummantelung löst sich auf. Der Zellkern mit der Erbinformation ist dem Zerstörungsprozess preisgegeben. Die Zelle stirbt den Zelltod (Abb. 9).

Vorsicht, Zellgifte

Das bevorzugte Ziel für freie Radikale ist das Collagen. Seine Zellmembranen sind dick gefüllt mit »leckeren« Molekülen. Weil Collagen oft jahrelang im Körper bleibt, sind die Zerstörungen ebenfalls von Dauer. Normalerweise bildet Collagen ein gleitendes, schmiegsames Netzwerk. Mit beschädigten Zellen geht das nicht mehr. Sie verkleben zu wirren Kreuzvernetzungen, verlieren ihre Elastizität, können keine Feuchtigkeit mehr speichern, werden spröde und zäh. Um das Desaster komplett zu machen, gerät die kleine Schaltzentrale im Zellkern aus den Fugen. Anstatt Reparaturmaßnahmen einzuleiten, schaltet sie um auf »Betriebsabbruch« und fordert mehr Collagenase an, ein Collagen abbauendes Enzym. Die Folgen erstrecken sich auf den gesamten Körper: Die Gefäße verengen sich, Knorpel trocknen aus, Gelenke werden steif, Knochen werden brüchig, die Haut wird schlaff und faltig – die Zeichen des Alterns sind da.

Die Erzfeinde des Collagens

Freie Radikale sind der Erzfeind des Collagens und damit der Gegenspieler gesunder Jugendlichkeit. Wer seine Haut retten will, kommt nicht darum herum, entschlossen gegen freie Radikale anzugehen.

Ein junger und gesunder Organismus schafft das spielend. Das eigene Immunsystem wird mit ihnen fertig,

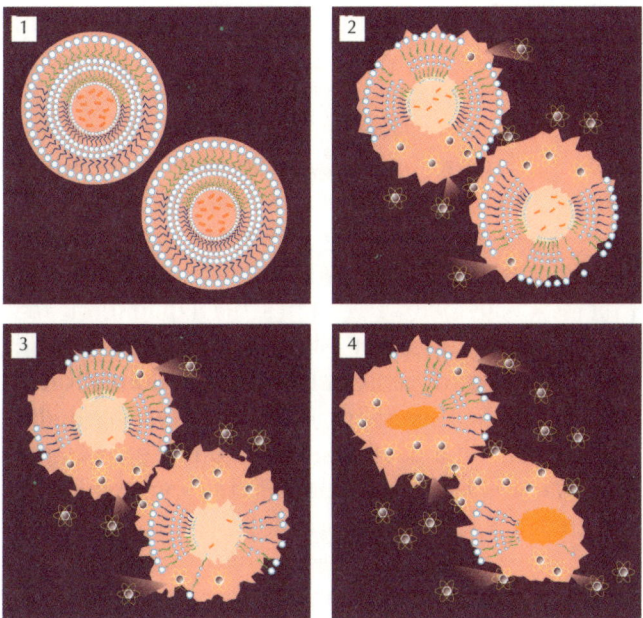

Abb. 9 Auswirkungen der freien Radikale:
1. Gesunde Zellen
2. Freie Radikale beschädigen die Ummantelung.
3. Die Zellmembran wird durchlässig.
4. Die Zellstruktur löst sich auf, der Zellkern stirbt ab: Die Zellen
  sind tot.

wenn nicht – ja, wenn nicht von außen ungewollte Unterstützung für die kleinen Räuber kommt. Damit sind Faktoren gemeint, welche die Bildung freier Radikale verstärken. Sie wirken sich umso intensiver aus, je älter man wird. Staatsfeind Nr. 1 ist das UV-Licht der direkten Sonnenbestrahlung. Die Sonnenenergie geht mit den Sauerstoffmolekülen im Körper eine Reaktion ein, bei der explosionsartig freie Radikale entstehen. Jede leichte Rötung durch die Sonne zeigt an, dass gerade eine gewaltige Menge an klei-

Sonnenlicht vermehrt die freien Radikale

79

nen Monstern damit begonnen hat, die Haut alt und faltig zu machen.

Freie Radikale entstehen auch vermehrt durch Abgase, Smog, Nitrate, aggressive Chemikalien, Pestizide, falsche Ernährung, zu wenig Schlaf, Stress und Rauchen. Die erste Gegenmaßnahme ist, sich davor zu schützen und alles zu vermeiden, was zur Bildung freier Radikale beiträgt. Damit schlägt man schon mal zwei Fliegen mit einer Klappe: Das Entstehen der Hautfeinde wird gebremst und dem Körper bleibt eine Menge Selbstverteidigungs-Stress erspart. Beides dient unmittelbar dazu, die Zellen und Gewebestrukturen zu entlasten und den Alterungsprozess aufzuhalten.

Schützen Sie sich vor freien Radikalen

Für eine deutliche Verjüngung aber ist es nötig, die Regenerationsmaschinerie des Körpers in Gang zu bringen. Der Zündschlüssel hat einen Namen: Antioxidanzien. Sie sind in der Lage, freie Radikale unschädlich zu machen und darüber hinaus den Reparaturprozess zu unterstützen. Es handelt sich um Substanzen, die besonders leicht mit den aggressiven Molekülen reagieren. Sie verbinden sich mit ihnen, neutralisieren sie und verwandeln sie in harmlose Verbindungen. Gleichzeitig verstärken sie die Signalkette, an deren Ende die Regeneration von Zellen und Gewebe steht. Die jüngste medizinische Wissenschaft sieht in Antioxidanzien besonders machtvolle Verbündete im Kampf gegen das Altern. Mit ihrer Hilfe können Alterungsprozesse aufgehalten und bis zu einem gewissen Grad sogar rückgängig gemacht werden. Ihre Verjüngungsleistung zeigt sich im ganzen Organismus, besonders aber an der Haut. Die

Antioxidanzien schützen, reparieren und regenerieren

80

moderne Wirkkosmetik kann auf sie nicht mehr verzichten. Im Schulte-Programm spielen sie eine tragende Rolle.

Von Natur aus hat jeder Mensch in seinen Zellen körpereigene Antioxidanzien. Mit den Jahren aber lässt ihre Kraft nach. Wenn dann zusätzlich – durch Sonnenbestrahlung, Schadstoffe usw. – die Bildung freier Radikale überhand nimmt, kommt die natürliche Schutzausstattung nicht mehr nach. Es müssen Antioxidanzien von außen zugeführt werden. Was die Haut betrifft, stehen die Vitamine A, E und C ganz oben auf der Hitliste. Man kann sie schlucken oder auftragen – d. h. in Form von Lebensmitteln zu sich nehmen oder als Creme, Lotion, Ampulle oder Fluid auf die Haut geben. Die beste Wirkung lässt sich erzielen, wenn man beides tut: gesund und vitaminreich essen und Pflegeprodukte verwenden, die Antioxidanzien enthalten.

Vitamine A, E und C sind die Hits

A, das Aufbau-Vitamin für die Haut

Dieses leistungsfähige Antioxidans hilft den Zellen, eine gute Struktur aufzubauen. Insbesondere verbessert es die Versorgung mit Feuchtigkeit und Nährstoffen. Es macht die Haut prall und frisch, glättet Fältchen und festigt das Gewebe. Zusammen mit gutem Protein (in der Ernährung: Fisch, Geflügel) sorgt es für schönes Haar und kräftige Nägel.

Vitamin A für schöne, frische Haut

Gute Lieferanten sind gelbe und orange Früchte und Gemüse, z. B. Möhren, Aprikosen, Kürbis, Mango, Tomaten. Sie enthalten das Provitamin A, aus welchem der Körper dann selber Vitamin A bildet. Es ist außerdem in grünem Blattgemüse wie Grünkohl, Spinat, Mangold und Feldsalat enthalten.

Vitamin A ist fettlöslich, d. h. es kann nur mithilfe von Fett im Organismus verarbeitet werden. Ein Tröpfchen Öl sollte daher in jedem Gemüsesaft oder Salat sein.

E, das Erneuerungs-Vitamin

Wegen seiner stark antioxidativen Wirkung findet es sich in vielen Kosmetikprodukten, oftmals unter der chemischen Bezeichnung Alpha-Tocopherol. Es fördert den Zellstoffwechsel und die Zellneubildung. Abbauprozesse werden verlangsamt bzw. gestoppt. *Das Anti-Aging-Vitamin* Vitamin E wird auch das Anti-Aging-Vitamin genannt, weil es außerordentlich effektiv ist in der Regeneration älterer Haut.

Ölhaltige Lebensmittel werden durch Vitamin E länger haltbar, sodass sie nicht so schnell ranzig werden. Gute Lieferanten sind Weizenkeimöl, Hefe, Eigelb, Milch, Sonnenblumenkerne, Walnüsse, Mandeln, Avocado.

In allerneuester Zeit enthüllt sich eine neue, sehr viel versprechende Seite des Vitamin E. Eine seiner Komponenten mit dem chemischen Namen Tocotrienol ist offensichtlich in der Lage, noch besser und schneller *Zukunftsmusik in E-Dur* ler mit freien Radikalen zu reagieren als die bekannte Form des Vitamin E. Forschungsergebnisse bescheinigen eine bis zu 50-mal stärkere Wirkung. Es ist anzunehmen, dass in Zukunft Kosmetika mit diesem Inhaltsstoff hergestellt werden. In der amerikanischen Schönheitswissenschaft setzt man große Hoff-

nungen auf Tocotrienol als das Super-Vitamin E der
Zukunft.

C, das Collagen-Vitamin

Neuere Studien in den USA bestätigen eindrucksvoll
meine eigenen Erfahrungen: Vitamin C ist das Schön-
heitsvitamin überhaupt! Ich kann mich noch genau
erinnern, wie mir vor gar nicht langer Zeit ein Kolle-
ge spöttisch entgegnete: »Da kann man sich ja gleich
Limonade ins Gesicht schmieren.« Das kann man tatsächlich, vorausgesetzt, es handelt sich um echte
ausgepresste Zitrone. Vitamin C mobilisiert die Bildung von genau dem Stoff, der für die Verjüngung der
Haut zuständig ist: Collagen. Über komplizierte Sig-
nalstationen bremst es die abbauenden und fördert
die produzierenden Faktoren. Anstatt vermehrt kost-
bares Collagen zu vernichten, wird dank Vitamin C
die Neubildung hochgefahren. Dies zieht eine Kettenreaktion von Vorgängen nach sich, die alle gegen
das Altern und für die Verjüngung arbeiten. Die Folge
ist ein verfeinertes Hautbild mit deutlich weniger Falten und gestrafften Konturen im Kinn- und Wangenbereich.

*Feines Hautbild,
weniger Falten,
straffere Konturen*

Der Körper verbraucht für den Hautschutz (z. B. bei
Sonnenbestrahlung) etwa zwei Drittel seines natürlichen Vitamin C. Deswegen muss auf jeden Fall von
außen Nachschub kommen. Beste Lieferanten sind
Paprikaschoten, Orangen, Grapefruit, Kiwi, Erdbeeren, Ananas, Holunderbeeren, blaue Trauben, Johan-
nisbeeren, Brokkoli, Petersilie. Eine wahre Vitamin C-
Bombe ist Sanddorn: 100 g enthalten bis zu 18-mal
so viel Vitamin C wie 100 g Zitronensaft.

*Täglich
Vitamin C!*

83

»Sekundäre Pflanzenstoffe«, die Vitamin-Schlüssel

Im Übrigen gilt: Je kräftiger die Farbe von Gemüse oder Früchten und je weniger sie bearbeitet sind (durch Kochen, Konservieren etc.), desto intensiver ist die Vitaminladung. Die natürlichen Farb- und Duftstoffe verstärken und steigern die antioxidative Wirkung. Sie werden unter der Bezeichnung »sekundäre Pflanzenstoffe« zusammengefasst. Es sind Substanzen, die bei der Verstoffwechselung der aufgenommenen Vitamine dafür sorgen, dass die Ausbeute möglichst hoch ist. Wenn Sie fehlen, kommt dem Körper nur ein geringer Teil der Vitamingabe zugute. Das gilt besonders für fertige Vitamin-Präparate. Nur wenn sekundäre Pflanzenstoffe enthalten sind, können sie ihre verjüngende Wirkung mit voller Kraft entfalten.

Fruchtsäuren, die Super-Antioxidanzien

Gegen Altersflecken

Dass sie außerordentlich wirksam die Zellerneuerung stimulieren, die Collagenbildung unterstützen und die Wirkung anderer Pflegeprodukte verstärken, wissen wir bereits. Ebenfalls ist uns bekannt, dass sie die Haut verjüngen, Falten glätten, die Gesichtszüge straffen und Altersflecken beseitigen. Relativ neu aber ist das Wissen um einen der Gründe, warum Fruchtsäuren so fantastische Effekte erzielen: Sie wirken nämlich stark antioxidativ. Besonders Glycolsäure, die aus Zuckerrohr gewonnen wird, setzt eine Kettenreaktion zur Vernichtung freier Radikale in Gang.

Vitamin A-Säure, Antifalten-Power auf Rezept

Diese Superwaffe gegen die Auswirkungen freier Radikale ist auch unter den Bezeichnungen Tretinoin

84

oder Retin-A geläufig. In den siebziger Jahren wurde der Stoff, der vom Vitamin A abstammt, erstmals gegen hartnäckige Akne eingesetzt. Bei der Gelegenheit stellte man fest, dass die Haut nicht nur heilte, sondern darüber hinaus eine dramatische Verjüngung stattfand. 83% der Patientinnen, die regelmäßig eine Lotion mit Vitamin-A-Säure auftrugen, konnten nach sechs Monaten bezeugen: Ihre Haut war deutlich glatter und feiner geworden, die Faltentiefe war reduziert, etliche Linien sogar gänzlich verschwunden. Die Untersuchungen zeigten: Die Haut hatte sich gefestigt, die collagene Schicht war dicker geworden und die Flecken bildende Pigmentproduktion zurückgegangen.

Gegen tiefe Falten und scharfe Fältchen

Für mich ist Vitamin-A-Säure die cremige Alternative zur Laserbehandlung. Eigentlich ist sie ihr sogar überlegen: Während der Laser nur die Oberfläche verändert, stärkt sie die komplette Hautgesundheit von innen her. Weil sie fettlöslich ist, kann sie die Zellmembranen durchdringen und den Zellkern reparieren. Einen durch freie Radikale beschädigten Zellkern muss man sich vorstellen wie einen Computer, dessen Festplatte defekt ist. Auf dem Bildschirm erscheint ein wirres Datenkauderwelsch, unterbrochen von schwarzen Löchern und Zeichenfragmenten. Vitamin-A-Säure repariert den Computer, sodass er wieder vernünftige Daten liefert. Anstatt ein destruktives Durcheinander anzurichten, können die Zellkerne nun wieder aufbauende und vitalisierende Prozesse in Gang setzen. Das bedeutet: vermehrte Zellerneuerung, bessere Regeneration, erhöhte Collagenproduktion, gleichzeitig rasanter Abbau von überschüssigen freien Radi-

Tief gehende Zellreparatur

kalen und Zellgiften sowie von Krankheitserregern.

Präparate mit Vitamin-A-Säure sind nicht frei verkäuflich. Man erhält sie nur auf Rezept. (Hinweise im Anhang.) Ich verwende und verschreibe sie in all den Fällen, wo nichts anderes hilft, z. B. bei hartnäckigen Falten: Sie sind im Durchschnitt 0,3 mm tief. Ein Laser kommt höchstens bis 0,1 mm Tiefe. Mit Fruchtsäuren und Collagen reicht man schon weiter, 0,2 mm sind möglich. Wenn das nicht genügt, kommt Vitamin-A-Säure zum Einsatz. Sogar Oberlippenfalten, an denen jeder Laser scheitert, werden nach einem halben bis dreiviertel Jahr Behandlung ganz beseitigt oder doch so gemildert, dass sie nicht mehr ins Auge fallen. Absolut spektakulär ist die Wirkung aber bei sonnengeschädigter Haut. An ihr scheitert so manche kosmetische Liebesmüh, weil die strahlungsbedingten freien Radikale das Collagen zur toten Strohmatte machen können. Die Haut sieht dann aus, wie eine Leidgeprüfte mit Galgenhumor bemerkte, »… wie meine eigene Handtasche«. Nach einjähriger Behandlung konnte ich selber kaum glauben, was ich sah: ein feinporiges, samtiges Hautbild, ebenmäßig in der Farbe, vital, strahlend und geschmeidig. Nach meiner Erfahrung – und der Meinung internationaler Kosmetikforschung – gibt es derzeit keine bessere Methode, um die unschönen Folgeschäden der UV-Strahlung zu behandeln.

Dem Laser überlegen

Samtiges Hautbild bei stark sonnengeschädigter Haut

Vitamine und Fruchtsäuren sind ein starkes Team. Gemeinsam können sie Wunder wirken gegen die Hautalterung. Das ist ein weiteres Erfolgsgeheimnis des Schulte-Systems.

86

10.
Die Natur überlisten:
hautidentische Pflegestoffe

Im Augenblick unserer Geburt geschieht mit uns in
wenigen Augenblicken etwas, für das die Evolution
Jahrmillionen gebraucht hat: Wir verwandeln uns von
einem Wasser-Lebewesen in ein Geschöpf, das in der
Luft lebt und atmet. Eine dramatische Veränderung
findet statt, der sich sämtliche Organe und Körperteile zu unterwerfen haben. Es gilt, von einer Minute auf
die andere völlig neue Funktionsweisen anzunehmen. Die Augen müssen sich an Licht, Dunkelheit,
Farben und Formen gewöhnen. Die Ohren hören un-
gefiltert eine Vielzahl von Geräuschen und Klängen
der näheren und ferneren Umgebung, der Mund mit
der Stimme wird zum wichtigsten Ausdrucksmittel,
die Lungen feiern Premiere und die Haut tauscht das
gemütliche Ambiente eines 37°-C-Vollbades gegen
die raue Wirklichkeit von kalten Winden und heißen
Sonnenstrahlen, Umweltschmutz, Hausstaub, Hei-
zungsluft, Viren, Krankheitskeimen und Bakterien.

Die Summe der Außenbelastungen, denen ein
Mensch täglich ausgesetzt ist, würde ausreichen, um
ihn bei einem 20-minütigen Spaziergang gleichzeitig
auszutrocknen, zu vergiften und an Hitze oder Kälte
eingehen zu lassen – wenn er nicht seine Haut hätte.
Sie bringt es fertig, die Angriffe abzuwehren, während
sie gleichzeitig durchlässig genug bleibt, um Sauer-

*Ihre Haut rettet
Ihnen viele Male
täglich das Leben*

*Die Haut –
durchlässig wie
ein Schwamm,
fest wie ein Panzer*

stoff ein- und auszuatmen und Schlacken hinauszubefördern. Wie schafft sie das, durchlässig wie ein Schwamm und dabei so fest wie ein Panzer zu sein? Vor etwa 20 Jahren gelang es, das Geheimnis zu lüften. Es liegt in der einzigartigen Beschaffenheit der äußersten Hautschicht, Hornschicht oder auch »Stratum corneum« genannt. Mehrere Schichten flacher Hornplättchen liegen übereinander und bilden einen flexiblen Schuppenpanzer. Zusammengehalten wird das Ganze durch eine Art Zwischenzellleim, der aus einer Mischung verschiedener Fette, Öle und Feuchtigkeitsfaktoren besteht. So weit, so gut. Aber jetzt kommt der Clou: Der »Leim« ist nicht glatt wie normaler Kleister, sondern bildet mikroskopisch kleine, parallel verlaufende Lamellen. Diese spezielle Struktur ist ein Geniestreich der Natur. Mit ihrer Hilfe erhöht sich die Abwehrleistung der Haut um ein Vielfaches. Genauer gesagt wird sie bis zu 10 000-mal größer, als wenn die Struktur des Leims glatt wäre.

*Fremdstoffe
werden abge-
schmettert – ein
Problem für
die Schönheits-
pflege*

Dass die Haut eine zuverlässige Barriere gegen Fremdstoffe bildet, das macht sie unersetzlich für Gesundheit und Wohlbefinden. Für die Schönheitspflege ist das allerdings ein Problem. Will man Vitamine, Pflegestoffe, Collagen und andere Wirkstoffe zuführen, werden sie mit der gleichen Bravour abgeschmettert wie Staubpartikel oder Krankheitskeime – die Haut erkennt sie als fremde Eindringlinge und wehrt sie ab. So kommt es, dass viele wertvolle Kosmetika sich nur oben auf ihr verteilen, nicht aber in tiefere Regionen eindringen können. Die erhoffte – und in der Produktbeschreibung verheißene – Wirkung bleibt aus bzw. reduziert sich auf einen sehr begrenzten Oberflächeneffekt. Die Kosmetikforschung sah sich also vor die Frage gestellt: Wie kann man die Schutzschranke der Haut öffnen für nützliche Wirkstoffe, ohne ihre Schutzmechanismen zu irritieren oder zu beschädigen?

Die Antwort wurde gefunden. Sie lautet: Wenn die Haut Fremdes zurückweist, dann muss man ihr eben Dinge zuführen, die sie nicht als fremd klassifiziert, sondern als vertraut. Am vertrautesten ist ihr die eigene Art. Also begann man, hautidentische Stoffe zu entwickeln – d. h. Substanzen, die der Haut nachgebildet sind. Entweder gleichen sie Bestandteilen der Haut in ihrer chemischen Zusammensetzung, ihrem zellulären Aufbau oder ihrem biologischen Verhalten. Sie spielen eine zentrale Rolle in der modernen Wirkstoffkosmetik. Jede Lotion oder Creme, die auf hautidentischen Stoffen aufgebaut ist, ist schonender in der Anwendung und hat eine

Perfekte Nachbildungen hauteigener Substanzen

- bessere Tiefenwirkung,
- kontrolliertere Weitergabe aktiver Substanzen,
- höhere Verwertbarkeit,
- stärkere Intensität,
- größere Pflegeleistung,
- bessere Unterstützung der hauteigenen Schutzfunktion und
- erfolgreichere Auswirkung

als andere Produkte. Es lohnt sich, beim Kauf darauf zu achten, ob in der Liste der Inhaltsstoffe hautidentische Substanzen enthalten sind. Wenn Sie im Kosmetikinstitut einkaufen, können Sie gezielt danach fragen. Hautidentische Substanzen sind zum Beispiel:

• *NMF (natural moisturizing factor)*
Das ist der Sammelname für eine Gruppe von Feuchthaltefaktoren, welche Mutter Natur der Haut mitgegeben hat, um sie vor dem Austrocknen zu schützen.

Feuchthaltefaktoren sorgen für Geschmeidigkeit

Einige Kosmetikprodukte führen in der Liste ihrer Inhaltsstoffe nicht eigens an, welche Substanzen des NMF verwendet wurden. Es findet sich dann lediglich der Hinweis auf NMF allgemein.

• *Urea (Harnstoff)*
Dieser Eiweißstoff ist zu 1% Bestandteil des NMF. In Kosmetika wird er gern in höheren Prozentanteilen verwendet, weil er ein ausgezeichneter Feuchtigkeitsschutz ist. Urea bindet die Feuchtigkeit, bremst das Verdunsten und verhindert auf diese Weise ein Austrocknen durch Kälte oder trockene Luft. Mithilfe von Urea kann ein Kosmetikum die Haut frisch und geschmeidig erhalten.

• *Ceramide*
Sie sind besonders prominente Mitglieder der Familie »Lipide« (s. nächster Absatz). Als natürliche Bestandteile der Haut helfen sie, den Wasserhaushalt zu regulieren und die Feuchtigkeitsbindung zu verbessern.

Schutz und Feuchtigkeit

Ceramide erhöhen auch die Schutzleistung der Haut, wodurch sie weniger anfällig für Keime und Bakterien wird. Als Wirkstoff in Shampoos geben sie dem Haar Glanz und Geschmeidigkeit.

• *Lipide*
Unter diesem Sammelnamen werden Naturstoffe zusammengefasst, die sich nicht in Wasser lösen, weil sie fettähnlich sind. Sie können fest oder flüssig sein. In der Haut sind sie zahlreich vertreten, als Lecithine,

Squalene, Phospholipide, Cholesterol, Triglyceride und die eben erläuterten Ceramide. Da der Zwischenzellleim der obersten Hornschicht aus Lipiden besteht, werden hautidentische Stoffe dieser Art besonders gut angenommen. Sie dienen der Feuchtigkeitsspeicherung, der Geschmeidigkeit und der Hautgesundheit allgemein.

Immer gut aufgenommen: Lipide

• *Hyaluronsäure*
Sie ist ein guter Vertrauter der Haut, die sie als natürlichen Bestandteil von Bindegewebe und Schleimstoffen kennt. Hyaluronsäure schleust Feuchtigkeit ins Gewebe und verhindert Sprödigkeit. In der Kosmetik sorgt sie dafür, dass Knitterlinien verschwinden und die Haut glatt, frisch und wie »aufgepolstert« aussieht.

Natürliche »Polster« gegen Falten

• *Conchiolin*
Dieser sehr kostbare Wirkstoff wird aus echten Perlen gewonnen. Er enthält ca. 20 verschiedene Aminosäuren und ist in seiner Zusammensetzung dem NMF außerordentlich ähnlich.

• *Sericin*
Auf manche Wirkstoffe hat die Haut geradezu gewartet. Sobald sie mit ihnen in Berührung kommt, geht sie eine perfekte Verbindung mit ihnen ein. Sericin ist ein Protein, das bei der natürlichen Herstellung von Seide entsteht. Der Maulbeerseidenspinner umgibt den Faden während des Spinnvorganges mit einer schützenden Hülle aus Sericin. Es hat eine einzigartige Affinität zu den Proteinen der Haut. Wie beim Rohseidenfaden bildet es sofort einen feinen Schutzfilm. Es wirkt feuchtigkeitsspendend und straffend.

Naturprodukte für seidenzarten, schimmernden Teint

91

Durch die starke Affinität zu den Hautproteinen ist es sehr lange stabil und wird auch durchs Waschen nicht zerstört. Dank Sericin fühlt sich die Haut sofort angenehm seidig an.

• *Skin Identical Lipid Structure (SILS)*
Jede Creme oder Lotion besteht aus einer Basismasse, in welche die weiteren Inhaltsstoffe eingebettet sind. Normalerweise wird eine solche Basis aus einer Glycerin- und Wasser-Emulsion hergestellt. Dazu kommen dann noch Stabilisatoren und Emulgatoren, um die Mixtur geschmeidig und haltbar zu machen. All diese Stoffe können die Haut irritieren und das Einschleusen der Wirkstoffe erschweren.

»Flüssige Haut« zum Eincremen

Ein wahrer Glücksfall für die Hautpflege ist dagegen die hautidentische Basis SILS (voller Name s. oben!). Statt mit der üblichen Emulsion haben wir es hier mit »flüssiger Haut« zu tun, mit exakt nachgebautem Zwischenzellleim. Von den einzelnen Bestandteilen bis hin zur typischen Lamellenstruktur der Oberfläche ist die Substanz identisch mit dem natürlichen Vorbild. Da die Cremebasis rein mengenmäßig einen großen Anteil des Pflegeproduktes ausmacht, ist der Wirkungsvorteil enorm: Kein Milligramm wird verschenkt, die Haut nimmt begierig jedes Molekül der Substanz auf, die sie als ihresgleichen erkennt (Abb. 10).

Leider gibt es noch nicht viele Produkte auf SILS-Basis. Sicherlich liegt das auch daran, dass Zutaten und Herstellung sehr kostspielig sind. Der Aufwand aber ist mehr als lohnend: Extrem lichtgeschädigte Haut mit trockener, fast schon »toter« Struktur habe

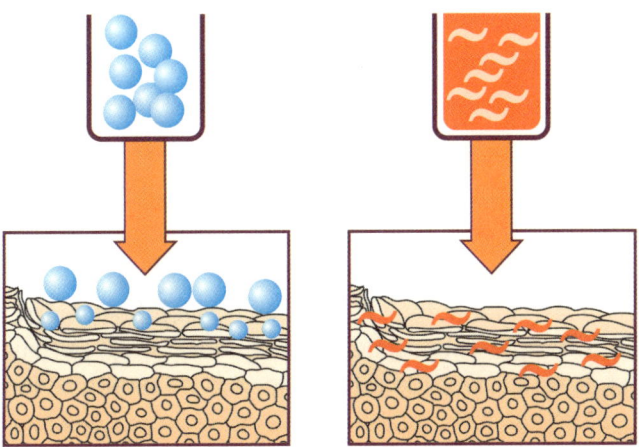

Abb. 10 Cremebasis im Vergleich
Links: Die herkömmliche Öl-Wasser-Emulsion verbleibt zum größten Teil an der Oberfläche der Haut.
Rechts: Die hautidentische Basis SILS wird komplett von der Haut aufgenommen.

ich drei Monate lang morgens und abends mit einer Creme auf SILS-Basis behandelt. Weitere Wirkstoffe waren hauptsächlich Conchiolin und Sericin, um die Feuchthaltefunktionen wieder zu beleben und der Oberfläche eine seidige Glätte zu verleihen. Das Ergebnis war unglaublich. Von innen heraus entwickelte sich eine vitale Festigkeit, der Knitterlook machte einer geschmeidigen Frische Platz und das Porenbild verfeinerte sich schnell. Man konnte förmlich zusehen, wie sich der Zustand besserte. Nach drei Monaten sahen die Wangen aus wie unterspritzt, weil die tief eingegrabenen Falten nahezu komplett verschwunden waren.

Vitale Festigkeit im Zeitraffertempo

93

11.
Wunderwaffe Sauerstoff: Zellatmung

Nur falls Günther Jauch Sie mal danach fragt: Sauerstoff hat die chemische Bezeichnung O_2, gehört zur VI. Hauptgruppe der Elemente, hat im periodischen System die Ordnungszahl 8 und wurde 1774 von Priestley und Scheele entdeckt. Das muss genügen, um eine Runde weiterzukommen. Vom Gewinn können Sie dann in die Berge oder ans Meer fahren. Die gute Luft ist dort nämlich sehr sauerstoffhaltig, und das ist ein wahrer Jungbrunnen für die Haut.

Jungbrunnen für die Haut

Die Haut liebt den Sauerstoff. Er ist für sie wichtigstes Lebenselement, Baustein und Energiespender zugleich. Ohne ihn gäbe es keine Proteine, keine Kohlenhydrate und kein Wasser. Das Immunsystem, die Ausscheidungsprozesse, alle Um- und Aufbauvorgänge, ja sämtliche vitalen Aktivitäten werden mit seiner Hilfe in Gang gehalten. *»Sauerstoff ist die Quelle des Lebens aller Zellen. Alle ernsten Krankheiten werden begleitet von einem niedrigen Sauerstoffstatus. Sauerstoffmangel im Körpergewebe ist ein sicherer Indikator für Krankheit … Er ist auch die eigentliche Ursache für degenerative Krankheiten.«* (Dr. Stephen Levine, Molekularbiologe und Genetiker)

Sauerstoff – Quelle des Lebens aller Zellen

Wenn der Organismus nicht kontinuierlich mit Sauerstoff versorgt wird, ist er in wenigen Minuten tot. Da

94

O_2 nicht gespeichert werden kann, muss laufend nachgetankt werden. Die Haut als das größte Organ ist ein Sauerstoff-Großverbraucher. Wenn sie zu wenig davon bekommt, degeneriert sie in kürzester Zeit. Tatsächlich haben Altersforscher festgestellt: Fast alle Probleme der alternden Haut haben damit zu tun, dass die Sauerstoffversorgung mit steigendem Lebensalter schlechter wird. Das liegt zum einen an der Durchblutung: Der Sauerstoff, den wir mit der Lunge einatmen, bindet sich an die roten Blutkörperchen. Die strömen durch Adern und Gefäße, um auf diese Weise den Sauerstoff an jede Stelle des Körpers zu transportieren. Während der rote Lebenssaft in den ersten zwei, drei Lebensjahrzehnten mit Schwung durch die Adern rauscht, bis in die kleinste Kapillare hinein, so fließt er ab 40 deutlich gebremst. Die Gefäße beginnen zu verhärten, einige schließen sich sogar, die kleinen Kapillarausläufer-Enden in der Dermis (Lederhaut) bekommen teilweise gar nichts mehr ab. Wo kein Blut hingelangt, da kann auch kein Sauerstoff hintransportiert werden. Und wo kein Sauerstoff ist, da fehlt biologische Energie, d. h. wertvoller Brennstoff für Zellaktivität und Regenerationsprozesse. Die Folgen sind im Spiegel zu beobachten: Die Haut beginnt zu altern.

Fast alle Probleme der alternden Haut haben mit Sauerstoffmangel zu tun

Doch nun die gute Nachricht: Glücklicherweise hat Mutter Natur es so eingerichtet, dass die Haut nicht allein auf die Versorgung durch das Blut angewiesen ist. Sie verfügt nämlich noch über eine zweite Bezugsquelle: die »Hautatmung«. Damit ist gemeint, dass die Haut sich einen Teil des benötigten Sauerstoffs direkt aus der Luft holt. Die O_2-Moleküle gelangen – ganz ohne Mithilfe des Blutes – von außen

Ein Viertel des Sauerstoffbedarfs wird durch die Hautatmung gedeckt

95

in die Hautzellen hinein. Normalerweise werden auf diese Weise ca. 25% des erforderlichen Sauerstoffs von der Haut eingeatmet, die restlichen 75% nimmt sie aus dem Blutkreislauf. Das sind keine festen Größen, denn die Haut ist flexibel. Wenn z. B. eine krankheitsbedingte Durchblutungsstörung droht, kann sie in einem gewissen Rahmen ihre Atmung verstärken, mehr Sauerstoff von außen hereinholen und dadurch das Defizit ausgleichen.

Ab 40 läßt die Hautatmung nach

Aber auch dies gilt mehr oder weniger für jüngere Haut. Ab etwa 40 ist es mit der Hautatmung nicht mehr weit her. Der Anteil an toten Hautzellen nimmt zu, während neue, sauerstoffhungrige Zellen weniger und weniger gebildet werden. Die Folgen sind deprimierend. Wenn wenig Sauerstoff verbrauchende Zellen da sind, fordert die Haut auch wenig Sauerstoff an. Und je weniger Sauerstoff in die Haut gelangt, desto schlechter steht es um ihre vitale Energie.

Der typische Zustand einer O_2-unterversorgten Haut sind ein fahler Teint, vergrößerte Poren, fehlende Geschmeidigkeit, schlaffe Konturen, Knitterfältchen (auch im völlig entspannten Gesicht) und immer mehr bleibende Linien.

»Ich bin mit meinem Latein am Ende«, beklagte sich Kathrin, eine 52-jährige Designerin, bei mir. »Ich gebe viel Geld für Kosmetik aus, gehe nie ungeschützt in die Sonne, gönne mir jedes Jahr eine Beauty-Woche, und trotz allem wird meine Haut rapide schlechter. Meinen Sie, ich sollte mich liften lassen?« Ich erklärte ihr, dass eine Operation zwar ein paar Falten wegstraffen könnte – aber nur mit vor-

96

übergehendem Erfolg. Ein Eingriff kann ja nicht den Gesamtzustand der Haut verändern. Er kann die alternde Haut glatt ziehen, aber keine jugendliche Geschmeidigkeit und Frische verleihen. Ich schlug also vor, mit dem geplanten Lifting zu warten und erst einmal sanfte Methoden zu versuchen. Wenn sie nach drei Monaten immer noch unzufrieden sein sollte, könne sie sich ja immer noch unters Messer begeben. Sie war einverstanden.

Lüften statt Liften

Zuerst einmal befragte ich Kathrin zu ihren Lebensgewohnheiten. Ihr Beruf erforderte, dass sie viel mit dem Auto unterwegs war. Durchschnittlich zweimal pro Woche übernachtete sie in Hotels, und noch öfter nahm sie ihre Mahlzeiten im Restaurant ein. Die Besprechungen mit Kunden, Lieferanten und Handwerkern zogen sich oft bis in den späten Abend hin, sodass sie zu unregelmäßigen Zeiten schlafen ging. Das bedeutete:

- eine überwiegend sitzende Tätigkeit,
- Aufenthalt in geschlossenen, teilweise klimatisierten Räumen,
- unkontrollierte Nährstoffzufuhr,
- Stress und
- Schlafmangel.

Kommen Sie Ihren »Sauerstoffkillern« auf die Schliche

Damit hatte Kathrin ein komplettes Set an Sauerstoffkillern am Hals. Bewegungsarmut, Mangel an frischer Luft, eine Ernährung, welche die Blutgefäße belastet, die Bildung von Stresshormonen und zu wenig Entspannung sind Gegenspieler einer gesunden Durchblutung und einer vitalen Zellatmung. Die Folgen zeigen sich relativ schnell. Bereits nach zwei Wochen wirkt die Haut fahler und älter, als sie in Wirklichkeit ist. Wenn – wie bei Kathrin – die Belastungen über Jahre andauern, ist es höchste Zeit für ein Power-Sauerstoff-Programm.

Lassen Sie sich keinen Bären aufbinden

Bevor ich näher darauf eingehe, lassen Sie mich zuvor noch mit einem fatalen Irrtum aufräumen. Bei der Verarbeitung von Sauerstoff entstehen freie Radikale (s. Kapitel 9). Das macht das Lebenselement jedoch nicht zu einem schädlichen oder gar giftigen Stoff! Im Gegenteil. Ein normaler, gesunder Organismus kann die bei der Atmung anfallenden freien Radikale in völlig ausreichendem Maße neutralisieren. Wenn jedoch – durch UV-Strahlung, Stress, ungesunde Lebensweise und Umweltverschmutzung – ein Übermaß an freien Radikalen entsteht, reichen die körpereigenen Abwehrmechanismen nicht mehr aus. Jetzt steht der Körper unter so genanntem »oxidativem Stress« und braucht Hilfe. Vor allem benötigt er Sauerstoff, weil dieser im Immunsystem eine zentrale Rolle spielt. Fazit: Was uns krank und alt macht, ist nicht ein Zuviel an Sauerstoff, sondern ein Zuwenig. Für die Haut ist er ein wahres Schönheitselement.

Schönheitselement für die Haut

Bald konnte auch Kathrin dies aus voller Überzeugung bestätigen. Bereits eine Woche nach Beginn ihres Power-Sauerstoff-Programms verloren die Wangen ihren Knitter-Look und wurden deutlich glatter. Nach zwei Wochen verschwanden die Augenringe. Als der erste Monat um war, nahm Kathrin mit Genugtuung zur Kenntnis, dass ihre Freundinnen sie fragten, ob sie frisch verliebt sei – so blühend sah sie aus. Nach zwei Monaten strahlte Kathrins Teint jugendlich frisch. Die Wangenkontur hatte sich gestrafft, sodass ihr Gesicht markanter und rassiger aussah. Die erschlafften Mundwinkel hatten sich gehoben, sodass der grämliche Gesichtsausdruck verschwunden war. Das Porenbild war feiner geworden, die Textur geschmeidiger. Zum Abschied schenkte sie mir eine entzückende kleine Plüsch-Schlange (ich bin begeisterter Plüschtier-Sammler!) und sagte: »Ich hätte es nie für möglich gehalten – aber ich habe eine völlig neue Haut bekommen! Und ganz ohne Lifting …«

Eine völlig neue Haut

Ich habe Kathrins Fall herausgegriffen, weil er typisch ist. Dass die Haut stark unterversorgt ist mit Sauerstoff, kann natürlich jeden treffen. Besonders häufig aber sehe ich derartige Hautzustände bei berufstätigen Frauen, die wie Kathrin viel sitzen, sich vorwiegend in geschlossenen Räumen aufhalten, unregelmäßig essen und schlafen und oft unter Stress stehen. Sollten die Räume klimatisiert sein, ist es noch schlimmer. Stewardessen beispielsweise, die täglich viele Stunden im klimatisierten Flugzeug arbeiten, müssen sich gegen vorzeitige Hautalterung durch Sauerstoffmangel vehement zur Wehr setzen …

Klimatisierte Räume blockieren die Sauerstoffzufuhr

Hier nun das kraftvolle Sauerstoff-Verjüngungspro-gramm:

1. Bringen Sie Ihre innere Sauerstoffpumpe in Gang!

Das Signal des Lebens: Sauerstoffumsatz

Die Gesetze von Mutter Natur sind manchmal bein-hart. Eines lautet: *Wer keinen Sauerstoff anfordert, der verdient auch keinen und kann ausgemustert werden.*

Eine Gruppe von Versuchspersonen wurde zu einer sauerstoffarmen Lebensweise verdonnert. Sie muss-ten sich eine Woche lang im geschlossenen Raum aufhalten und sich dabei möglichst wenig bewegen. Hinterher zeigte sich, dass sämtliche Aufbau- und Er-neuerungsprozesse um teilweise 50% zurückgegan-gen waren. Stattdessen hatten in rasantem Maße Al-terungsvorgänge eingesetzt. Umgekehrt zeigen Untersuchungen, dass regelmäßige Bewegung an fri-scher Luft den gesamten Organismus stimuliert. Die Muskelkontraktionen wirken wie eine Massage von innen. Die Blutgefäße weiten sich, sodass mehr Blut hindurchströmen kann. Damit wird mehr Sauerstoff transportiert, der die Verbrennung in den Kraftwerken der Zellen anfacht. Die kraftvolle Durchblutung be-dient die feinen Kapillargefäße in der Haut, versorgt sie mit frischem Sauerstoff und Lebensenergie. Durch

Sportliche Bewegung fördert den Sauerstoff-umsatz

sportliche Bewegung können die Lungen mehr Sau-erstoff aufnehmen. Der kommt dem ganzen Orga-nismus zugute, besonders auch dem größten Organ: der Haut. Die Zellerneuerung wird belebt, die elasti-schen Fasern und das Bindegewebe erhalten neue Le-bensenergie: die Haut wird fester, der Teint frischer.

100

Sportliches Training räumt außerdem auf mit den tückischen Sauerstoffkillern, die durch Stress entstehen. Stresshormone und freie Radikale werden reduziert, das Immunsystem bekommt Unterstützung. Das Hautbild klärt sich, die »Anspannungs-Linien« um Mund, Nasenwurzel und Augen werden gemildert oder verschwinden. Ein weiterer Anti-Stress-Effekt zeigt sich nachts: Durch vermehrte Ausschüttung des »Sandmännchen-Hormons« Melatonin schläft man tief und fest. Der Schönheitsschlaf kann seine Wirkung tun.

Bewegung fördert den Schönheitsschlaf

Was ist unter »Ausdauertraining« zu verstehen? Gar nicht so was Schlimmes, wie Sie vielleicht befürchten. Zum Beispiel flott spazieren gehen, am besten bergauf. Schwimmen, joggen, Inlinersport, Rad fahren, tanzen, Skilanglauf, leichte Hanteln heben … eigentlich alles, was Sie in Bewegung versetzt, sich nahtlos in Ihren täglichen Ablauf einplanen lässt, keine dicken Muskeln bildet und was Sie eine halbe Stunde lang ohne Pause machen können, ohne dass Ihr Puls über 160 ansteigt. Die Haut – nicht nur die Ihres Gesichtes – wird es Ihnen danken durch Straffheit, Frische, glatte Konturen und deutlich verjüngtes Aussehen.

Ausdauertraining ohne Stress

Wichtig ist nur: Ihr Bewegungsprogramm sollte nicht in Stress ausarten. Damit würden Sie genau das Falsche erreichen. Finden Sie eine Möglichkeit, die es Ihnen leicht macht. Kathrin, die Sie ja bereits kennen, war ein Bewegungsmuffel. Also ersann sie eine Variante, die ihr mehr Unterhaltung als Anstrengung bescherte. Sie stand jeden Tag eine halbe Stunde früher auf und machte ihre Übungen vor dem Fernseher.

Extra für diesen Zweck nahm sie sogar besonders interessante Sendungen auf Video auf. Als Sportart wählte sie wechselnde Übungen: Einen Tag wirbelte sie den Hula-Hoop-Reifen um die Taille, am nächsten Tag wurde mit dem elastischen Gymnastikband geübt, und am dritten Tag war der Tretmaster dran.

2. Öffnen Sie die »Fenster« Ihrer Haut!

Jede Haut ab 40 ist durch Sauerstoffmangel gefährdet. Schon längst bildet sie immer weniger neue Zellen, der Zwischenzellleim wird zäh, die toten, verhornten Zellschichten verkleben und verfestigen sich. Die Hautatmung, die ja zu einem Viertel den Sauerstoffbedarf der Haut deckt, wird mehr und mehr eingeschränkt. Das Ergebnis erschreckt oftmals: Ohne ersichtlichen Grund macht die Haut – innerhalb weniger Tage – einen regelrechten Alterungssprung.

Wenn die Haut plötzlich einen Alterungssprung macht

Ein wahres Zaubermittel, um die Hautatmung wieder zu stimulieren, sind Fruchtsäuren. Mit der bereits erwähnten Spezialmischung aus Glycol-, Apfel- und Weinsäure behandle ich das Gesicht, den Hals und das Dekolleté. Diese Mischung macht die verklebten und verhärteten Oberschichten der Haut geschmeidig, entfernt tote Hornzellen und regt die Zellneubildung an. Die Haut belebt sich, sie bekommt Luft, kann atmen und wieder vermehrt Sauerstoff aus der Luft aufnehmen. Die Wirkung ist auch für mich immer wieder begeisternd: Schon nach einer Woche erstrahlt der Teint in vitaler Klarheit, viele Falten und Linien sind wie weggebügelt und das Gewebe hat sich jugendlich gestrafft. Man kann davon ausgehen,

Frischer Teint in einer Woche

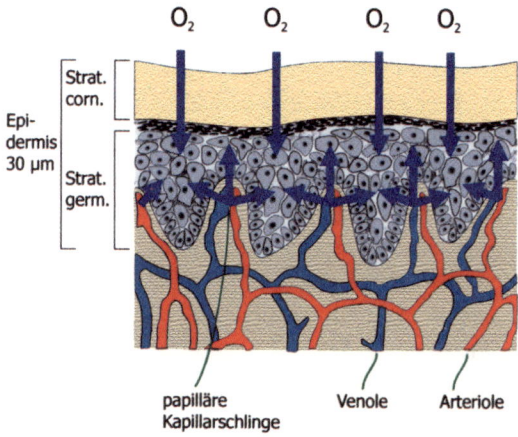

Abb. 11 *Kosmetische Sauerstoffbehandlung:*
Der Sauerstoff gelangt durch die papillären Kapillarschlinge bis tief in die Oberhaut (Epidermis), durch die Hornschicht (Stratum corneum) in die Keimschicht (Stratum germinativum). Dort wird die Zellneubildung aktiviert. Die Durchblutung der Venolen und Arteriolen wird gefördert, das Gewebe festigt sich.

dass nach dreimonatiger Behandlungsdauer ein deutlich verjüngter Hautzustand erreicht ist.

3. Schalten Sie den Turbo ein!

Auf Sauerstoff reagiert die Haut sehr schnell. Sauerstoffmangel lässt sie schlagartig altern, ein Sauerstoffschub macht sie in kürzester Zeit wieder fit. Diese Erkenntnis hat die moderne Kosmetiktechnik in die Tat umgesetzt: Sie entwickelte eine konzentrierte Sauerstoff-Dusche, welche die reine Lebensenergie direkt in die Haut bringt (Abb. 11).

Die Oxygen-Behandlung ist der Geheimtipp bei Prominenten und Stars. Wenn sie nach einer entspannten Stunde die Kabine verlassen, haben sich 10 bis

Neuheit in der Schönheitstechnik: Oxygen-Behandlung mit der Sauerstoffdusche

103

20 Lebensjahre in Luft aufgelöst! Die besondere Anwendungsform lässt nicht nur reine Lebensenergie in die Zellen strömen, sondern polstert diese gleichsam auf. Zusehends verschwinden Trockenheitslinien und Falten, straffen sich wie im rückwärts laufenden Zeitraffer. Zusammen mit dem O_2-Strom werden bestimmte Wirkstoffe in die Haut geschleust. Die braucht sie jetzt – aufgeweckt und belebt durch den Sauerstoff, ist sie nun »hungrig« und braucht eine Extraportion Vitamine, Spurenelemente und andere wertvolle Nährstoffe. Auf diese Weise wird die Sofortverwandlung zu einem dauerhaften Verjüngungsprozess ausgebaut.

Sauerstoff polstert die Falten auf

Sauerstoffbehandlungen werden in guten Kosmetikinstituten durchgeführt. Zu Anfang empfehle ich einmal pro Woche. Wenn Ihre Haut dann in einem stabilen, deutlich regenerierten Zustand ist, genügt einmal im Monat. Zum Schluss ein Tipp: Wenn Sie für einen bestimmten Anlass mal besonders schön sein wollen, dann machen Sie es wie die Stars. Lassen Sie sich vorher mit einer Oxygen-Behandlung »liften«. Man wird Sie diskret nach zwei Anschriften fragen – die Frauen nach der Ihres Chirurgen und die Männer nach Ihrer eigenen.

Schnelle Wirkung für den großen Auftritt

104

12.
Drei »L« für schönen Teint:
Licht, Lachen, Lymphdrainage

Zwei dieser drei wertvollen Schönheitsmittel können Sie nirgendwo käuflich erwerben. Und doch bewirken sie wahre Wunder. Während Sie Ihrer Haut durch Fruchtsäuren wieder neues Leben einhauchen, mit löslichem Collagen den Alterungsprozess stoppen, Ihre Haut mit Antioxidanzien reparieren und regenerieren, mit hautidentischen Wirkstoffen ein verjüngtes Hautbild aufbauen und mit Sauerstoff »liften«, dann gilt es jetzt, dem Teint das gewisse, attraktive Etwas zu geben. Ihre besten Verbündeten dabei sind die drei »L«: das Licht des Tages, Ihr fröhliches Lachen und gelegentlich eine Lymphdrainage.

Kostenlose Kosmetik mit toller Wirkung

Licht lässt die Haut leuchten

Tageslicht ist ein Lebenselixier. Wenn in der dunklen Jahreszeit die Stimmung sinkt und man sich energielos und müde fühlt, dann spricht man von »Winterdepression« oder – wie der Fachmann sagt – von Seasonal Affective Disorder (SAD). Schuld daran ist die innere Uhr. Sie richtet sich nach dem Tageslicht. Eine Art Lichtsensor im Körper zeigt an, ob es Zeit zum Wachsein oder zum Schlafen ist. Wenn die Tage kürzer werden, verstellt sich die biologische Uhr. Der Körper reagiert mit Schlaffheit und Erschöpfung, die Seele mit Niedergeschlagenheit.

Das Tageslicht steuert die Stimmung

Doch nicht nur das Gemüt leidet unter dem Mangel an Licht. Die Haut – immerhin ist sie unser größtes Organ und nicht nur eine Art Einwickelpapier für den übrigen Körper – bekommt ihren gehörigen Anteil am winterlichen Energietief. Es fehlt ihr an Lebenskraft. Die Durchblutung lässt nach, der Zellstoffwechsel wird träge, die winzigen Muskeln verlieren ihre Spannkraft. Wir sehen den typischen Winter-Teint: fahl, matt, stumpf.

Weg mit dem stumpfen Winter-Teint

Tanken Sie Licht! Und zwar Tageslicht. Seine Intensität wird in Lux gemessen. Auch bei bewölktem Himmel verwöhnt es uns mit 3000 bis 4000 Lux (der Mindestbedarf liegt bei 2500 Lux). Im Gegensatz dazu bringt es eine Glühbirne nur auf 500 bis 1000 Lux, eine Tischlampe kann gerade mal 100 Lux abgeben. Die Tageslichtdusche signalisiert dem Körper: Hallo, aufgewacht, es ist Tag! Prompt steigt die Energieproduktion wieder an, die vitalisierenden Prozesse kommen in Schwung und entfalten ihre belebende Wirkung. Das heißt: Auch bei schlechtem Wetter und im Winter sollten Sie auf den täglichen Spaziergang nicht verzichten. Ihre Haut dankt es Ihnen mit einem rosigen, gut durchbluteten Teint.

Tageslicht wird umgewandelt in Haut-Energie

Zwei weitere kostbare Geschenke macht uns das Tageslicht. Das eine macht glücklich, das andere macht stark, und gemeinsam aktivieren sie die gesund erhaltenden Funktionen der Haut. Der biologische Licht-Wecker beeinflusst nämlich die Hormone. Insbesondere regt er die Produktion von Serotonin an, dem Glücksbringer unter den Botenstoffen. Wenn wir zu wenig Serotonin bilden, fallen wir in eine depressive Stimmung. Gleichzeitig steigt unsere Lust auf

Süßes, denn der Körper weiß: Süße Kohlenhydrate lassen den Serotoninspiegel schnell wieder ansteigen. Schokolade, Plätzchen & Co. haben deshalb besonders in der lichtarmen Jahreszeit Hochkonjunktur. Von den kleinen Tröstern wird dann zwar unsere Laune besser, aber unsere Haut sieht bald alt aus. Der darin enthaltene Zucker greift nämlich die collagenen Fasergeflechte an. Er zerstört ihre geschmeidige Struktur und macht sie spröde. Damit ist die Feuchthaltefähigkeit der Haut empfindlich gestört. Anstatt zur Tafel Schokolade sollten Sie also lieber zum Anorak greifen und vor die Tür gehen. Das Licht schenkt Ihnen einen Extraschub Serotonin, hebt die trübe Stimmung und vertreibt die Naschlust, bevor sie Ihnen in Form von Falten endgültig die Laune verdirbt.

So aufheiternd wie Schokolade: Tageslicht

Licht aktiviert die Vitalfunktionen der Haut. Eine davon ist die Fähigkeit, Tageslicht in Vitamin D, auch Calciol genannt, umzuwandeln. Wie der Name schon vermuten lässt, arbeitet es mit dem Calciumstoffwechsel zusammen. Es sorgt für starke, feste Knochen und schützt vor Osteoporose (Knochenerweichung).

Die Haut produziert Vitamin D

Bei einem Vortrag in Zürich traf ich eine Dame, die aus lauter Angst vor schädlichen UV-Strahlen so gut wie nie nach draußen ging. Obwohl sie noch gar nicht so alt war, wirkte ihr Teint gelblich und leblos. Ich verordnete ihr regelmäßige Spaziergänge bei jedem Wetter. Etwa ein halbes Jahr später schrieb sie mir: »Danke für Ihre Empfehlung der billigsten Schönheitspflege, die ich je hatte! Die tägliche Lichtkur hat Wunder gewirkt. Sie hatten versprochen, dass meine Haut von innen strahlen würde, und das war nicht übertrieben. Mein Teint leuchtet, meine Gesichtsfarbe ist rosig, und alle finden, dass ich toll aussehe …«

Kein Witz:
Lachen schützt vor unreiner Haut

Wissen Sie, was ein Gelotologe ist? Es handelt sich um jemanden, der das Lachen so ernst nimmt, dass er es zum Gegenstand seriöser Forschung macht: ein Lachforscher.

Lachen ist nämlich viel mehr als eine simple Heiterkeitsbezeugung. Schon seit jeher wusste man: »Lachen ist gesund«. Die Gelotologie von heute hat der alten Volksweisheit neue Inhalte gegeben. Gegen Schmerzen, als Asthma-Medizin, gegen Rückenbeschwerden, bei stressbedingten Erkrankungen sowie in der Psychotherapie erzielen Humortherapeuten mit ihren Lachtherapien außergewöhnliche Erfolge. In seinem Buch »Head First« schildert der Amerikaner Norman Cousins, wie er auf diese Weise schwere rheumatische Schmerzen besiegen konnte. Er sah sich lustige Filme an, bei denen er herzhaft lachen musste. Danach war er für Stunden von seiner Qual befreit. Dass er letztendlich gesund wurde, schreibt Cousins nicht zuletzt der Wirkung seiner fröhlichen Therapie zu.

Erprobtes Mittel gegen Schmerzen

Die 45-jährige Sibylle ist Account-Managerin bei einer internationalen Werbeagentur. Sie hatte eine straffe, jugendlich wirkende Haut, für deren Pflege sie viel tat. Der berufliche Stress allerdings forderte seinen Tribut. Jeder hat seine spezielle Achillesferse, an

108

welcher der Körper auf (seelische) Überforderung empfindlich reagiert. Beim einen ist es der nervöse Magen, beim anderen die Migräne, beim dritten der Rücken. Bei Sibylle war es die Haut. Immer, wenn sie stark belastet war, reagierte ihre Haut mit Pickeln oder einem Ekzem.

Gegen Haut-unreinheiten und Stessschäden

Zwar gelang es stets, diese Hautirritationen zu beseitigen. Aber bei der nächsten Gelegenheit sprosste wieder ein neues Ärgernis. Man kann sich vorstellen, wie sehr Sibylle darunter litt. Eines Tages schickte die Agentur sie und ein paar Kollegen zu einem so genannten Humorseminar. Mit Lachtraining und Humorübungen sollten sie lernen, Stress abzubauen und den Kopf frei zu bekommen für innovative Strategien. Das Seminar machte sich bezahlt. Sibylle wandte das Gelernte an und wurde tatsächlich wesentlich besser mit Belastungen fertig. Die gelungenste Pointe aber zeigte sich erst später: Sie war von ihrer Stress-Dermatitis geheilt! Das war für mich der Anlass, die kosmetischen Auswirkungen des Lachens näher ins Auge zu fassen.

Wenn wir lachen, ist richtig was los im Körper. Das Zwerchfell beginnt zu hüpfen, der Atem geht in schnellen Stößen, im Gehirn werden massenhaft positive Gefühle produziert, das Herz schlägt schneller und im Gesicht geht die Post ab: 15 Muskeln insgesamt ziehen Mundwinkel und Wangen nach oben, die Augen zu schmalen Schlitzen zusammen und die Haut in fröhliche Falten. Die Tränensäcke werden angespannt, sodass man Tränen lacht und die Mascara in schwarzen Bächlein die Wangen hinunterfließt. Wenn die Lachsalve vorüber ist, ge-

Von A wie Atem bis Z wie Zwerchfell – wir lachen mit dem ganzen Körper

schieht auf natürliche Weise etwas, das beim autogenen Training mühsam eingeübt werden muss: Die Muskulatur entspannt sich wohltuend. Der Herzschlag wird ebenfalls langsamer, der Blutdruck senkt sich. Die positiven Effekte des ganzen Spektakels *Abbau von* sind vielfältig: Stresshormone werden abgebaut, die *Stresshormonen* Durchblutung verbessert, die Verdauungsorgane angeregt und schmerzlindernde Hormone ausgeschüttet. Gleichzeitig wird die Immunabwehr stimuliert.

Bei der Organisation des körpereigenen Abwehrgeschwaders ist zu einem großen Teil die Haut mit beteiligt. Gezielte Studien von Gelotologen zeigen, dass keimtötende Immunstoffe durch herzhaftes Lachen vermehrt in die Haut gelangen bzw. dass deren Bildung unterstützt wird. Das macht die Haut widerstandsfähiger gegen Keime, Bakterien und Erreger. Mit anderen Worten: Ohne Lachen ist die körpereigene Anti-Pickel-Polizei unterbesetzt. Wer öfter in Gelächter ausbricht, der vermehrt dadurch seine Leibwache gegen die unschönen kleinen Störenfriede.

Machen Sie jeden Seit meinem Schlüsselerlebnis mit Sibylle und ihrem *Tag zum Lachtag* Humorseminar empfehle ich allen, die es angeht: Lacht mehr! Es gibt keine preiswertere und natürlichere Art, dem Teint eine Extraportion jugendlicher Reinheit und Klarheit zu schenken. Übrigens: Am 5. Mai diesen Jahres war Weltlachtag. Im Sinne der Schönheit und Jugendlichkeit möchte ich sagen: Machen Sie jeden Tag zum Lachtag! Die Gesundheit Ihrer Haut und die Schönheit Ihres Teints sollten es Ihnen wert sein.

110

Lymphdrainage spült Schlacken raus und Frische rein

Das Gewebe unseres Gesichts (wie auch des ganzen Körpers) ist durchzogen von einem feinen Kanalisationsnetz: dem lymphatischen System. Die Lymphe, eine Gewebsflüssigkeit, spült Stoffwechselschlacken, Bakterien und Fremdkörper aus dem Organismus. In den Lymphknoten werden sie gefiltert und neutralisiert. Der Lymphstrom entsorgt nicht nur Abfallstoffe, sondern bringt auch Nähr- und Baustoffe an ihre unterschiedlichen Bestimmungsorte.

Der Lymphstrom spült Abfallstoffe weg und transportiert Nährstoffe

Wenn die Haut jung und vital ist, kann die Lymphe frei strömen. Mit den Jahren aber verliert das Gewebe seine Geschmeidigkeit. Die feinen Kanälchen ziehen sich zusammen, trocknen aus oder verstopfen. Die Lymphe fließt spärlicher, sie staut sich. Schadstoffe können nicht mehr zügig abfließen, sondern bleiben länger liegen. Gleichzeitig verschlechtert sich der Transport von Nährstoffen. Die Folgen: Die Haut quillt unregelmäßig auf, die Poren werden aufgedehnt, es bilden sich Schwellungen, Tränensäcke entstehen. Durch die mangelnde Entgiftung kommt es zu Hautunreinheiten, die schlechte Nährstoffversorgung setzt den Hautstoffwechsel und die Vitalfunktionen herab. Insgesamt sieht die Haut »schwerer« aus, die Konturen erschlaffen. Oftmals kann man nach einem operativen Lifting beobachten, dass der Teint wächsern wird, gewissermaßen »teigig«. Das liegt an den feinen Narben, die zwangsläufig durch den Eingriff verursacht werden. Sie bilden Barrieren, an denen sich die Lymphe ansammelt wie an einem Staudamm.

Bei älterer Haut fließt die Lymphe schlechter

111

Lymphdrainage ist eine besonders effektive Schönheitsmassage

Zum Glück gibt es die Lymphdrainage. Sie ist eine der effektivsten Schönheitsmassagen, die es gibt. Die Kosmetikerin streicht dabei mit sanften, pumpenden Bewegungen an den Lymphbahnen entlang (Abb. 12). Dadurch stimuliert sie den Gewebswasserfluss und öffnet verengte Lymphgefäße. Grundsätzlich beginnt sie am Hals, ohne Verwendung von Creme. Gestaute Flüssigkeit kann abfließen, Schadstoffe werden abtransportiert. Die Durchblutung kommt in Gang, Schwellungen klingen ab, die Konturen festigen sich, »absackende« Wangen werden straff. Das Bindegewebe wird wieder mit Nährstoffen versorgt, Unreinheiten klingen ab, die Haut erhält eine jugendliche Frische und Elastizität.

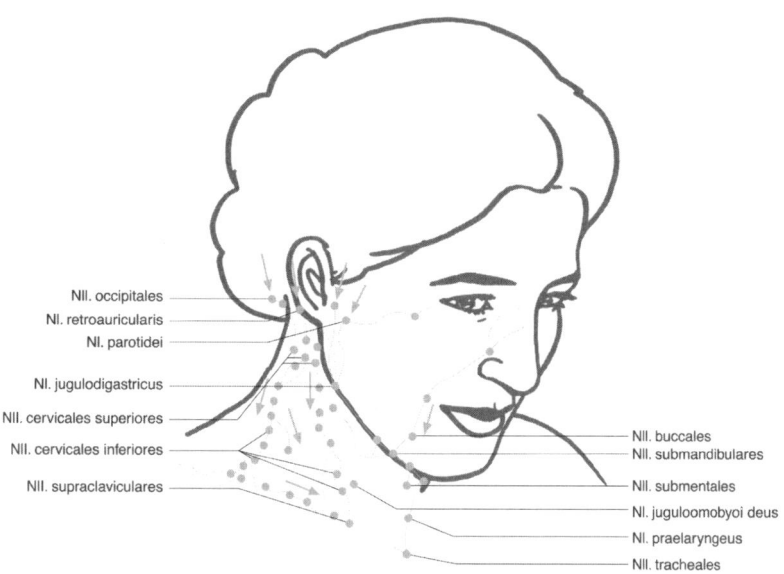

Abb. 12 Bei der Lymphdrainage beginnt die Kosmetikerin immer am Hals. Hier verlaufen besonders viele Lymphbahnen.

Besonders, wenn Sie zu Schwellungen neigen (was allerdings bei den meisten Frauen der Fall ist), gehört eine Lymphdrainage unbedingt ins Schönheitsprogramm. Während der ersten 120 Tage meines Programms empfehle ich eine Behandlung pro Woche. Das hilft der Haut, sich gründlich zu regenerieren. Gleichzeitig wird der Transport der verjüngenden Wirkstoffe verbessert. Später sollte dann ein monatlicher Turnus eingehalten werden. Übrigens: Bei erweiterten Äderchen kann eine tägliche Lymphdrainage-Kur das Unmögliche möglich machen und die bläulich roten Zeichnungen verschwinden lassen.

Während der ersten 120 Tage meines Programms: eine Lymphdrainage pro Woche

Eine gute Lymphdrainage ist ein Verjüngungsmittel der Extraklasse. Eine schlechte kann das Gewebe ernstlich schädigen. Deswegen meine Bitte: Begeben Sie sich nur und ausschließlich in die Hände von Fachleuten! Die Ausbildung ist sehr speziell. Wer massieren kann, ist noch lange nicht in der Lage, eine Lymphdrainage durchzuführen. Stellen Sie im Vorfeld sicher, dass ein qualifizierter Abschluss vorhanden ist.

13.
Neues Leben für die Haut: Hormone

Der erste Eindruck ist meistens prägend. Besonders, wenn er negativ ausfällt. Man sieht etwas – findet es auf Anhieb scheußlich – und wird sich nie mehr ganz von diesem Eindruck lösen können, auch wenn hinterher 100-mal bewiesen werden sollte, dass man mit seinem Urteil falsch lag. Genauso geht es den meisten Menschen mit den Hormonen. Im zarten Alter von 12, 13 oder 14 Jahren begegnet man ihnen – oder besser gesagt: ihren Auswirkungen – zum ersten Mal. Und zwar in Form des Allerfurchtbarsten, was einem Teenager passieren kann: Pickel und Pusteln, die mitten im Gesicht prangen und das Selbstbewusstsein über Nacht auf den Nullpunkt sinken lassen. »Das sind die Hormone«, sagt Mutti und legt damit den Grundstein für unser Verhältnis zu jenen Substanzen. Ein Verhältnis, das man im besten Fall als gespalten bezeichnen kann. Hormone sind lebenswichtig, klar … aber so ganz traut man ihnen nicht über den Weg. Das geht nicht nur Laien so. Viele Mediziner haben heute noch Probleme damit, Hormone als das anzuerkennen, was sie definitiv sind: unverzichtbare Erbauer und Erhalter der Gesundheit, der Jugendlichkeit und des Lebens.

Wir lernen die Hormone unter ungünstigen Umständen kennen …

… dabei sind sie unverzichtbar für Gesundheit und Jugendlichkeit

Hormone sind Botenstoffe, die kontinuierlich von den endokrinen Organen, den inneren Sekretions-

114

drüsen, ins Blut entlassen werden. Ihr Name kommt vom griechischen Wort »hormä« (letzte Silbe betont), was Anstoß, Antrieb bedeutet. Tatsächlich sind sie Antreiber von zahlreichen Lebensprozessen im Körper. Auf diese Weise halten sie die Gesundheit, das Wachstum, die Heilung und die Erneuerungsaktivitäten in Gang. In der Jugend ist der Hormonspiegel hoch. Gegen Ende des 20. Lebensjahres aber beginnt er abzufallen. Früher war man der Ansicht, mit dem Alter würden die Hormone schlechter. Heute weiß man, dass es sich genau andersherum verhält: Weil die Hormone schlechter werden, lassen die Aufbauprozesse nach und der körperliche und geistige Abbau beginnt. Besonders krass zeigt sich das bei Frauen in den Wechseljahren. Die Hormonproduktion geht schlagartig zurück, sodass es zu den bekannten Beschwerden kommt: Schweißausbrüche, Schlaflosigkeit und Stimmungsschwankungen. Und als wäre das noch nicht genug, beginnt die Haut im Zeitraffertempo zu altern.

Mit Ende des zweiten Lebensjahrzehnts beginnt der Hormonspiegel abzufallen

Hormone und Haut stehen in einer engen Verbindung. Das gilt insbesondere für die Sexualhormone. Sie sind der wichtigste Faktor für das Collagen, ohne sie kann der Körper keines bilden. Nach den Wechseljahren produzieren die Eierstöcke der Frau kein Östrogen mehr. Das bedeutet für die Gefäße, die Knochen, die Haut und sämtliche Gewebestrukturen im Körper eine Katastrophe. Die collagenen Fasernetze, die ihnen allen Festigkeit verliehen hatten, zerfallen. Ihre Substanz wird mürbe und zerbrechlich. Die Gefäßwände werden dünn, die Knochen spröde und die Haut ist dazu verurteilt, buchstäblich dahinzuwelken. Falten, Altersflecken und schlaffe Kontu-

Die Sexualhormone: wichtig für die Collagenbildung

115

ren sind die Folgen. Beim Mann geschieht im Prinzip das Gleiche, wenn er ungefähr das 50. Lebensjahr erreicht. Dann setzen die »Wechseljahre des Mannes« ein und die Bildung des männlichen Sexualhormons Testosteron geht zurück. Im Unterschied zur Frau vollzieht sich der Abbauprozess nicht rapide, sondern allmählich. Letzten Endes aber läuft es auch bei »ihm« darauf hinaus, dass die Haut dünner, ledriger und faltiger wird. Rein optisch haben Männer bessere Karten. Denn – o Ungerechtigkeit der Natur! – neben allen anderen medizinischen und kosmetischen Hilfsmitteln besteht für sie ja noch die Möglichkeit, unerwünschte Linien und Falten hinter einem Bart zu verstecken.

Mit den Wechseljahren schaltet die Natur alle Frauen hormonell auf »0«

Alle Systeme des Körpers sind miteinander vernetzt. Sie reagieren und interagieren miteinander. Da die Organe und Körperteile fest an ihrem Platz sitzen und sich nicht von der Stelle rühren können, übernehmen so genannte chemische Botenstoffe den komplexen Datenaustausch: die Hormone. Sie sind Träger und Vermittler all dessen, was uns lebendig hält. Ohne sie ist kein Leben möglich. Wenn der altersbedingte Hormonabfall eintritt, ist der gesamte Mensch – körperlich, seelisch und geistig – davon betroffen. Was uns hier speziell interessiert, sind die Auswirkungen auf die Haut und was man dagegen tun kann.

Chemische Botenstoffe, die uns lebendig halten

Von den etwa 130 verschiedenen Hormonen müssen wir insgesamt fünf näher betrachten. Sie sind maßgeblich für die Jugendlichkeit bzw. den Alterungsprozess der Haut. Allen voran die bereits erwähnten *Geschlechtshormone*. Die Produktion und Regeneration des collagenen Gewebes geht nur über sie. Mit spe-

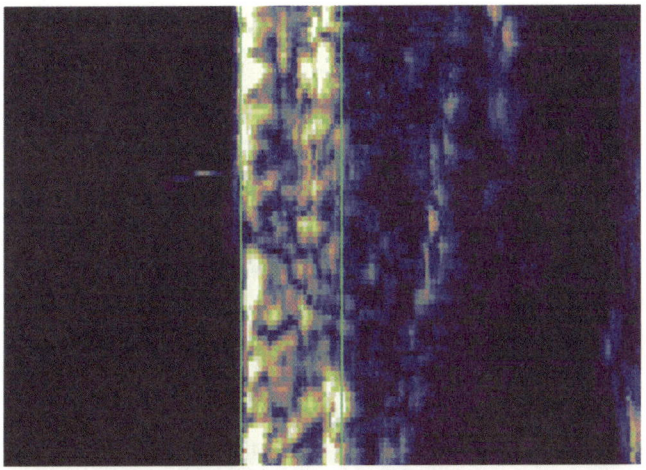

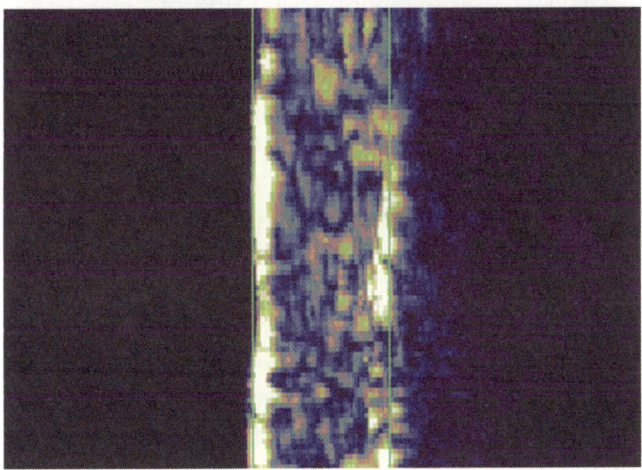

Abb. 13 Collagenmessung mit Ultraschall bei einer 63-jährigen Patientin
Oben: Die collagenhaltige Hautschicht beträgt nur 0,82 mm. Außerdem kennzeichnet dieses Bild eine fortschreitende Osteoporose.
Unten: Die gleiche Patientin nach einer sechsmonatigen Östrogen-Behandlung. Jetzt beträgt die collagenhaltige Hautschicht 1,07 mm (wie bei junger Haut). Sie kann wieder Feuchtigkeit speichern. Die Gefahr einer Osteoporose ist abgewendet.

ziellen Ultraschall-Untersuchungen kann der Arzt den Collagenzustand des Körpers bzw. der Haut ermitteln (Abb. 13). Je nachdem, wie massiv sich hier ein Abbau zeigt, kann er auf ein Hormondefizit schließen. Daraus lässt sich ableiten, wie schnell der Alterungsprozess bei dem Betreffenden voranschreitet. Die moderne Anti-Aging-Medizin empfiehlt dann eine Hormonersatztherapie. Das heißt: fehlende Hormone werden von außen zugeführt. Wenn auf diese Weise wieder mehr Sexualhormone vorhanden sind, bessert sich der Zustand des Organismus und der Haut deutlich. Dem Altern wird ein Riegel vorgeschoben. Die Zellerneuerungsrate steigt an, das elastische Gewebe regeneriert sich und die Haut kann wieder belebende Feuchtigkeit speichern. Millionen Frauen verdanken der Hormonersatztherapie, dass sie auch in fortgeschrittenem Alter noch eine schöne, frische Haut haben.

Hormone gegen Alterserscheinungen

Jede Hormontherapie gehört in die Hände eines guten Arztes

Der Erfolg einer solchen Behandlung hängt von vielen unterschiedlichen Faktoren ab. Es kommt auf den individuellen körperlichen Zustand an, den Wirkstoff, die Menge und die Art der Anwendung. Jede Hormontherapie gehört in die Hände eines guten Arztes. Nur er ist in der Lage, etwaige Risikofaktoren festzustellen und auszuschalten sowie das geeignete Präparat auszuwählen und zu verschreiben. Die Empfehlung einer Freundin, der ein Mittel so gut getan hat, kann genau das Falsche sein und Gegenteiliges bewirken.

Auf dem Gebiet der Hormone hat die Forschung im letzten Jahrzehnt gewaltige Fortschritte gemacht. So weiß man heute, dass Östrogene nur dann ihre ver-

118

jüngende und schützende Wirkung entfalten können, wenn sie über die Haut zum Einsatz kommen. Schluckt man sie, dann gibt es bei der Verstoffwechselung eine Blockierung in der Leber, welche die Wirkung unterbindet. Viele Frauen schlucken jahrelang Östrogenpillen und können sich nicht erklären, wieso es bei ihnen dennoch zu einem Defizit kommt und die Haut altert. Der Grund ist die orale Einnahme. Durch die Leberblockade kann nur ein Vierzigstel zur Wirkung kommen, und das ist viel zu wenig. Ganz anders verhält es sich bei transcutan (durch die Haut) wirksamen Östrogenmitteln. Die Haut nimmt den Wirkstoff auf und leitet ihn direkt in die Blutbahn. Die Präparate gibt es als Pflaster, Creme, Gel oder Nasenspray.

Achtung: Östrogene nie schlucken, nur über die Haut aufnehmen

Vielfach hört und liest man auch von Phytohormonen. Sie sind in erster Linie für Frauen gedacht, die aus medizinischen Gründen keine natürlichen Östrogene erhalten dürfen. Phytohormone werden aus Pflanzen gewonnen. Sie sind kein Hormonersatz, haben also auch nicht die aufbauende und regenerierende Wirkung der »echten« Östrogene. Man kann sie jedoch zur Linderung von Wechseljahresbeschwerden einsetzen.

Gibt es einen Stoff, der uns ewige Jugend schenken kann? Die Suche nach der Antwort ist noch lange nicht zu Ende, aber sie hat schon ein beachtliches Zwischenergebnis zu verzeichnen: Die Entdeckung eines Hormons, das man auch als »Masterhormon« bezeichnet, als Meisterhormon. Hergestellt wird es in der Hypophyse, der Hirnanhangsdrüse. Es ist das Aufbauhormon schlechthin. Da es während der Wachs-

Das »Masterhormon« mit der Breitenwirkung: Wachstumshormon

tumsphase besonders reichhaltig produziert wird, hat sich der Name *Wachstumshormon* eingebürgert. Die Behandlung wurde ursprünglich entwickelt, um kleinwüchsigen Kindern zu normalem Wachstum zu verhelfen. Doch auch beim Erwachsenen muss dieser kostbare Botenstoff vorhanden sein. Er ist unerlässlich für die Organfunktionen, die Gewebereparatur, die Heilungsvorgänge, Abwehrsysteme, Enzymfunktion, die Hirnaktivität sowie für die Vitalität von Haut, Haaren und Nägeln, außerdem reguliert er die Knochendichte. Es gibt keinen Bereich, weder physisch noch mental, der nicht auf das Wachstumshormon angewiesen wäre. Nach dem 20. Lebensjahr fällt die Produktion um 14% pro Jahrzehnt ab. Wenn man 60 Jahre alt wird, liegt der Verlust durchschnittlich bei 75% des ursprünglichen Hormonlevels. Damit geht ein physischer und psychischer Abbau einher.

Geheimtipp der Anti-Aging-Medizin

Eine Hormonersatztherapie mit Wachstumshormon gilt als Geheimtipp der Anti-Aging-Medizin. Nach einem halben Jahr beginnen sich die Erfolge zu zeigen: Der Körper bildet mehr Muskeln und weniger Fett, das Haar wird dichter und ergraut nicht mehr, die Haut wird praller und fester, Falten verschwinden, die Konturen straffen sich, schlaffe Partien an Wangen und Kinn heben sich wieder, Hals, Hände und Dekolleté werden glatt und geschmeidig, Altersflecken verschwinden. Insgesamt ergibt sich ein deutlich verjüngtes Erscheinungsbild. In den USA werden schon

Spektakuläre Erfolge in den USA

seit längerer Zeit Menschen mit Wachstumshormonen behandelt. Diese Therapien können spektakuläre Erfolge aufweisen. Studien zufolge bessern sich chronische Schmerzzustände, Gedächtnis- und Konzentrationsschwäche, Knochenabbau, Gefäßverkal-

120

kung und altersbedingter Libidoverlust. Die Gefühle von Unsicherheit und Angst lassen nach, während Lebensfreude und Selbstvertrauen zunehmen. Nicht selten berichten Patienten, sie seien nach zwei- bis vierjähriger Behandlung 20 bis 30 Jahre jünger an Leib und Seele.

Leider ist die Herstellung von Wachstumshormon (noch?) sehr teuer. Man kann es weder schlucken noch auftragen, sondern muss es injizieren. Dazu kommt, dass die Behandlung nur von wirklich gut ausgebildeten Ärzten durchgeführt werden sollte. Die moderne Wissenschaft ist sich jedoch einig, dass die »Turbo-Verjüngungstherapie« mit Wachstumshormonen eine neue Dimension reparativer und vorbeugender Medizin darstellt.

Chance für die Zukunft

Auf jeden Fall sollten Sie versuchen, den vorhandenen Spiegel an Wachstumshormon auch ohne Hormonersatztherapie so hoch wie möglich zu erhalten bzw. sein Absinken zu bremsen. Wertvolle Verbündete sind die Sexualhormone. Sie schützen das kostbare Masterhormon und verstärken seine Wirkung. Übrigens: Oral (durch den Mund) eingenommene Östrogene tun das Gegenteil – sie unterdrücken die Bildung von Wachstumshormon. Dies hängt mit der Verstoffwechselung der eingenommenen Pillen zusammen. Das ist ein weiterer Grund, um Östrogene nur transcutan (durch die Haut) anzuwenden.

Schützen Sie Ihr Masterhormon

Auch falls Sie eine Nachteule sind, sollten Sie versuchen, vor drei Uhr morgens ins Bett zu kommen. Zwischen 23 Uhr und diesem Zeitpunkt produziert die Hypophyse nämlich Wachstumshormone. Da sie bei diesem wichtigen Akt Ruhe braucht, sollte der Körper am besten schlafen. Wenn Sie es ermöglichen können, gewöhnen Sie sich an, zeitig zu Bett zu gehen. So schöpfen Sie die Maximaldosis an Wachstumshormon aus, die Ihnen von Natur aus zur Verfügung steht.

Sport und körperliches Training schieben die Produktion von Wachstumshormon tüchtig an und verstärken seine Wirkung. Dazu kommt, dass regelmäßige Bewegung Körperfett abbaut. Speckröllchen sind nämlich erklärte Feinde des Verjüngungshormons. Noch heimtückischer verhält sich das unsichtbar eingelagerte Fett im Körper: Es blockiert die Produktion des Wachstumshormons und gleichzeitig seine aufbauende, regenerierende Wirkung.

Körperfett blockiert die Hormonbildung

Ebenfalls auf die schwarze Liste gehören Süßigkeiten sowie Lebensmittel aus Weißmehl oder mit hohem Zuckeranteil. Sie erhöhen den Blutzucker, und der unterdrückt die Produktion des wertvollen Jungmachers. Unterstützend wirken jedoch Vollwertprodukte, fettarme und eiweißreiche Kost und natürliche Vitamine, besonders aus der B-Gruppe (in Fisch, Vollkorngetreide, Kartoffeln, Hülsenfrüchten, Milchprodukten enthalten).

Vitamin B schützt Ihre Hormone

Viel von sich reden macht ein Hormon mit dem zungenbrecherischen Namen Dehydroepiandrosteron, kurz *DHEA*. Wo und wie genau seine Talente sich auswirken, darüber gibt es zurzeit noch keine Einigkeit unter den Forschern. Übereinstimmung herrscht lediglich darüber, dass es überhaupt eine positive Wirkung hat. Es gibt Hinweise auf verschiedene verjüngende Effekte. In einem Punkt herrscht allerdings Klarheit: DHEA hält das Stresshormon *Cortisol* in Schach. Und dieses ist ein Gegenspieler des Wachstumshormons. Indem DHEA unseren tüchtigsten Jungmacher schützt, hilft es dem Körper, sich das Alter »vom Leibe zu halten«.

Den Schlussabsatz möchte ich einer verkannten kleinen Drüse widmen, die in bescheidener Weise sehr viel für die Schönheit der Haut tut. Sie sitzt im Hals und fällt eigentlich nur dann auf, wenn sie zu viel oder zu wenig an Hormonen produziert: die Schilddrüse. Indem sie genau die richtige Menge an *Schilddrüsenhormonen* ausschüttet, hält sie die Gesundheit der Haut in Balance. Ein Defizit lässt die Haut trocken und fahl werden, mit schwammig aufgedunsenen Stellen. Bei einem zu hohen Schilddrüsenhormonspiegel beginnt die Haut zu jucken, wird druckempfindlich und rötet sich beim geringsten Anlass. In beiden Fällen ist die Immunabwehr der Haut herabgesetzt und sie altert schneller. Sobald der Hormonspiegel ausgeglichen ist, hört diese Entwicklung auf und die Haut sieht nach kurzer Zeit wieder frisch und gesund aus.

Das Schilddrüsenhormon hält die Haut in Balance

Teil 3

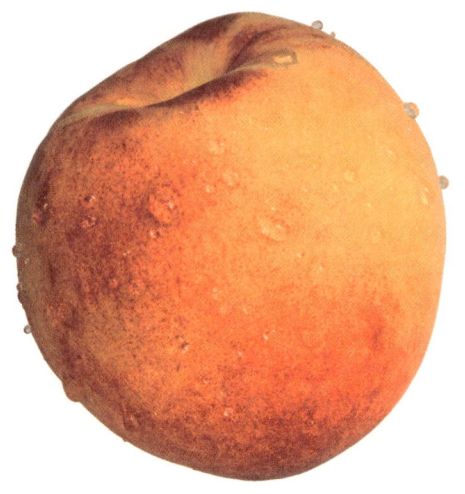

14.
Was Sie für sich tun können

Oftmals werde ich gefragt, worauf es am meisten ankommt beim erfolgreichen Kampf gegen die Zeit und
ihre faltenreichen Folgen. Lassen Sie mich mit den
Worten des Dichterfürsten Goethe antworten:

> *»Nicht Kunst und Wissenschaft allein,*
> *Geduld will bei dem Werke sein.«*
> (Mephistopheles, Faust 1)

In der Hautpflege gibt es keine Wunder und auch
keine Blitzerfolge, bei denen sich gleichsam über
Nacht die Falten in Luft auflösen. Was Sie aber er-
warten können, das sind deutliche Verbesserungen
und sogar spektakuläre Erfolge. Sie krönen die Be-
mühungen all derjenigen, welche den richtigen Maßnahmen auch die richtige Zeit zum Wirken einräu-
men. Und mal ehrlich: Was sind schon 120 Tage im
Vergleich zu den zehn Jahren und mehr, die Sie jünger aussehen können? Dafür lohnt es sich doch, ein
wenig Geduld aufzubringen.

Was sind schon 120 Tage, wenn Sie zehn Jahre jünger werden können?

In diesem Kapitel möchte ich zusammenfassen und
ergänzen, was alles von Ihrer Seite getan werden
kann, um Ihr Ziel zu erreichen: eine schöne, gesunde
Haut mit jugendlich attraktiver Ausstrahlung.

Nutzen Sie die Vitaldynamik des Schulte-Systems!

Im ersten Teil dieses Buches (4. Kapitel, Abb. 2) finden Sie die Darstellung der Vitaldynamik, die meinem System zugrunde liegt. Ausgangspunkt ist die Stimulation der Zellerneuerung mithilfe von Fruchtsäuren. Wenn die Keimschicht der Haut stimuliert wird und anfängt, vermehrt neue Zellen zu bilden, dann kann eine Regeneration stattfinden. Fruchtsäuren sind daher fester Bestandteil einer Schönheitspflege, die nicht nur pflegen, sondern viel mehr bewirken soll: verjüngen!

Diese Schönheitspflege soll mehr als pflegen: verjüngen

Alle weiteren Komponenten des Programms bauen darauf auf. Sie ergänzen und vervollkommnen den Erneuerungsprozess. Natürliches, lösliches Collagen belebt die Feuchthaltefähigkeit und bringt jugendliche Straffheit. Antioxidanzien schützen die Haut vor alt machenden Einflüssen und helfen ihr, Frische und Gesundheit wiederzugewinnen. Hautidentische Pflegestoffe verstärken die natürlichen Schönheitskräfte. Sauerstoff-Power bläst Falten weg und Frische rein. Tageslicht, gute Laune und entstauende Lymphdrainage lassen den Teint von innen leuchten. Und schließlich gehören Hormone dazu: Mit ihrer Hilfe kann man noch mit »60 plus« eine schöne, weiche Haut haben.

Auch mit »60-plus« kann man schöne, weiche Haut haben

Diese Methode hat sich in der Praxis zigtausend Mal als außerordentlich erfolgreich erwiesen. Sie entstand aus theoretischen Überlegungen, die auf klinischer Beobachtung basieren. Das Ziel ist, die Haut in ihren schönsten Naturzustand zu bringen und möglichst lange zu erhalten.

Machen Sie's wie Clementine: porentief rein!

»Nicht nur sauber, sondern rein« wurde die Wäsche in Werbespots der achtziger Jahre, wenn eine gewisse Clementine ihr Waschmittel anpries. Diese Unterscheidung mache ich auch gern, wenn es um die Haut geht. Eine gewaschene Haut ist vielleicht äußerlich sauber, aber porentief rein ist sie nicht. In meinen Vorträgen demonstriere ich das so: Eine Zuhörerin wird gebeten, sich mit Wasser und Gesichtsseife mehrmals gründlich das Gesicht zu waschen. Danach wird eine gute Reinigungslotion aufgetragen und mit einem Wattepad abgenommen. Wenn ich hinterher die Watte herumzeige, herrscht großes Erstaunen: Sie ist dunkel von verborgenem Schmutz, den die Wasserreinigung nicht hatte beseitigen können.

Wasser und Seife genügen nicht

Erst wenn die Haut porentief rein ist, kann sie die nachfolgenden Pflegeprodukte richtig aufnehmen. Bakterien, tote Hornschüppchen, Reste von Schweiß und Talg bremsen die erwünschte Wirkung. Und nicht nur das: Bei empfindlicher Haut können sie sogar entzündliche Prozesse hervorrufen. Deswegen schließt man die Hautreinigung immer mit einem Toner ab. Er wirkt auf milde Weise antibakteriell und vitalisierend.

Nie ohne Abschminken ins Bett

Halten Sie es im Übrigen wie all die Frauen, die man wegen ihrer schönen Haut bewundert. Ihr Grundsatz lautet: Nie ohne Abschminken ins Bett! Das gründliche Reinigen und Tonisieren sollte fester Bestandteil Ihres »Nachtprogramms« sein.

Verwenden Sie Kosmezeutika!

Ihre Haut ist Ihr größtes Organ. Sie ist Teil Ihres Körpers und hat im Zusammenspiel mit allen anderen Organen lebenswichtige Aufgaben zu erfüllen. Was sie unterscheidet, ist ihre Sichtbarkeit. Deswegen gibt man sich auch so viel Mühe (und so viel Geld aus!), um ihre Schönheit zu erhalten. Wirksame Pflegeprodukte sollten demnach zweierlei Anforderungen erfüllen: 1. das Organ Haut gesund halten (wie ein Medikament) und 2. gleichzeitig optisch verschönern (wie ein Kosmetikum). Eine neue Generation von Wirkstoffkosmetik trägt dieser Doppelanforderung Rechnung: »Kosmezeutika« heißen Präparate, die sowohl kosmetische als auch pharmazeutische Eigenschaften haben. Sie fördern die organische Gesundheit der Haut und verbessern ihre Schönheit.

Die Haut: das Organ, welches man sieht

Die Kosmetikprodukte, mit denen sich das hier beschriebene System der Hautverjüngung durchführen lässt, sollten möglichst Kosmezeutika sein. Bei 10%-igen Fruchtsäuren, natürlichem löslichen Collagen, Produkten mit antioxidativer Wirkung und vielen Präparaten auf hautidentischer Basis muss man von Kosmetik am Rande der Medizin sprechen. Kosmezeutika sind hochwirksam. Sie sollten deshalb mit Sorgfalt ausgewählt und richtig angewandt werden. Dafür bedarf es sachkundiger Beratung. Das persönliche Gespräch mit einer ausgebildeten Kosmetik-Fachkraft sollte dem Kauf »Ihrer« Pflegeprodukte immer vorausgehen.

Kosmezeutika mit Sorgfalt auswählen

Im Anhang finden Sie nützliche Adressen für Kosmetikberatung und Bezug von Kosmezeutika.

129

Keine Tier-versuche!

Übrigens: Um eine hohe Produktqualität zu erreichen, sind heutzutage keine Tierversuche mehr notwendig. Man kann alles mit Zellkulturen simulieren, ohne dass unsere Mitgeschöpfe leiden müssen. Ich persönlich verwende ausschließlich Kosmezeutika, bei denen ich mir in diesem Punkt sicher bin. Wenn Ihnen ebenfalls daran liegt, sollten Sie beim Produktkauf danach fragen.

Bräunen Sie richtig!

Sonnenstrahlen machen alt. Auf der anderen Seite lässt sich nicht leugnen: Eine gesunde Bräune steht jedem gut. Die Betonung liegt hier auf »gesunde«. Es muss also nicht sein, dass Sie bleich und frustriert in einer Felsenhöhle hocken, während draußen die Sonne lacht. Wenn Sie es richtig anstellen, können Sie sich eine schöne Urlaubsfarbe zulegen, ohne dass Ihre Haut darunter leidet. Aber auch und gerade hier möchte ich Ihnen das Eingangszitat dieses Kapitels ins Gedächtnis rufen: »… *Geduld will bei dem Werke sein.*« Gesunde Bräune gelingt nicht im Ruckzuck-Verfahren.

So bekommen Sie eine gesunde Bräune

Im unteren Bereich der Oberhaut sitzen Zellen, die einen natürlichen Sonnenschutz produzieren: das Melatonin. Dabei handelt es sich um einen dunklen Farbstoff. Er verteilt sich in der Haut und filtert das UV-Licht, sodass weniger schädliche Strahlen eindringen können (Abb. 14). Durch Sonne wird die Melatoninbildung angeregt. Bei sehr hellhäutigen Menschen sind diese Zellen (Melanozyten) nicht besonders produktiv. Sie stellen nur wenig Melatonin her. Helle Hauttypen haben dadurch keinen oder nur

130

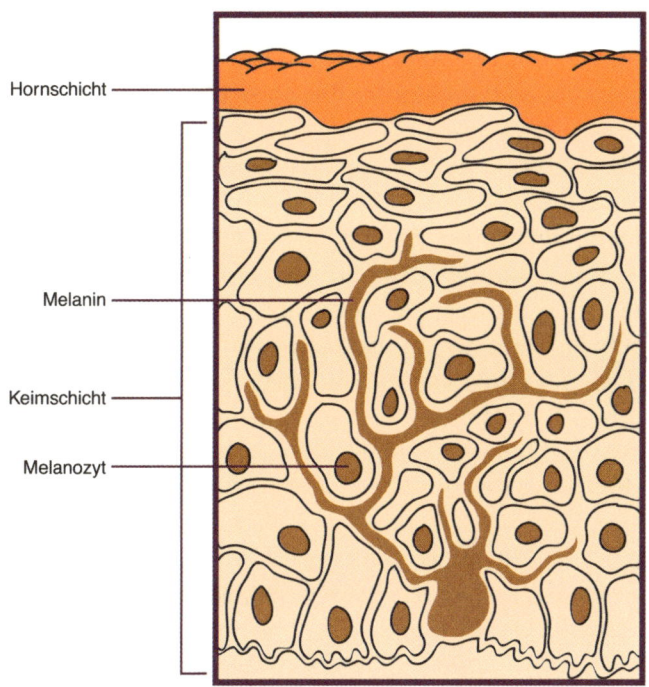

Hornschicht

Melanin

Keimschicht

Melanozyt

Abb. 14 Wie Bräune entsteht:
Die Melanozyten in der Keimschicht produzieren das dunkle Pig-
ment Melanin. Je mehr es das Hautgewebe durchzieht, desto
dunkler die Farbe und desto besser der natürliche Sonnenschutz.

einen sehr geringen natürlichen Sonnenschutz. Je
fleißiger die Melanozyten sind, desto brauner ist bzw.
wird der Betreffende – und umso besser ist er vor den
schädlichen Auswirkungen des Sonnenlichtes geschützt.

Interessanterweise hat ein Nigerianer genauso viele
Melanozyten wie ein Finne. Der Unterschied in der
Hautfarbe kommt allein dadurch zustande, dass sie

Helle Hauttypen
haben wenig
natürlichen
Sonnenschutz

131

Nordeuropäer sind nur auf wenig Sonne eingerichtet

beim schwarzhäutigen Afrikaner wesentlich produktiver in der Pigmenterzeugung sind als beim Bleichgesicht aus dem Norden Europas. Dabei hat sich die Natur etwas gedacht. Auf der Nordhälfte unseres Planeten sind die Sommer kurz und die dunklen Wintertage lang. Um sicherzustellen, dass die geringe Lichtmenge für die Vitamin-D-Produktion ausreicht (s. Teil 2, Kapitel 12), darf der natürliche Sunblocker bei den Bewohnern der nordischen Länder nur schwach ausfallen. Die Menschen auf der sonnigen Seite der Erde bekommen dagegen mehr Licht ab, als ihnen (ungeschützt) gut tut. Entsprechend üppig ist ihre natürliche Sonnenschutzausstattung in Form von dunklem Pigment.

Für jeden Hauttyp aber gilt:
- Niemals ungeschützt im prallen Sonnenschein aufhalten.
- Cremen Sie sich immer mit einem guten Sonnenschutzmittel ein. Der LSF sollte mindestens 12 sein, auch wenn Sie ein dunkler Hauttyp sind. Bei heller Haut ist LSF 18 das Richtige.

Sonnenbaden nur langsam ausdehnen

- Steigern Sie Ihren Aufenthalt in der Sonne täglich in kleinen Schritten. Beginnen Sie am ersten Tag mit zehn Minuten, dann immer etwas länger. Nach einer Woche können Sie eine Stunde täglich Sonnenbaden. Am Ende der zweiten Woche zwei Stunden, am Ende der dritten Woche drei Stunden.
- Tragen Sie nach jedem Baden das Lichtschutzmittel erneut auf. Auch so genannte wasserfeste Mittel verlieren im kühlen Nass ihre volle Filterwirkung.

Sehr empfindliche, helle Haut braucht einen besonders umfassenden Schutz mit Sunblocker (einem

Sonnenschutzmittel mit z. B. LSF 30 +). Dieser Faktor ist auch für Kinder anzuraten, z. B. bei extremer Sonnenbelastung in den Bergen, im Schnee, auf dem Wasser oder in tropischen Urlaubsgebieten.

Achten Sie darauf, dass Ihr Sonnenschutzmittel Bestandteile enthält, um die freien Radikale der UV-Strahlung zu bekämpfen. Gute Radikalefänger sind Vitamin C (besser noch in seiner stabileren Form als so genannte Thalasphere) oder Vitamin E. Neuere Wirkstoffe wie z. B. Gamma-Oryzanol absorbieren einen Teil der schädlichen Strahlung. Außerdem sollten beruhigende und feuchtigkeitsstabilisierende Bestandteile enthalten sein, z. B. das entzündungshemmende Bisabolol, Panthenol oder Aloe vera.

Achten Sie auf Rundumschutz

Nach dem Sonnenbad verlangt die Haut nach Feuchtigkeit und Beruhigung. Hier leisten verschiedene Naturbestandteile wertvolle Dienste, allen voran wieder Aloe vera, Bisabolol und Avocadoöl. Gerötete Haut und Sonnenbrand behandle ich mit einer Lotion, die Konjac-Mannane enthält. Diese Substanz aus einer asiatischen Wurzel *(Amorphallus spec.)* ist in ihrer Wirkung dem natürlichen Collagen und der hauteigenen Hyaluronsäure verwandt. Sie wirkt kühlend, entzündungshemmend und heilend. Besonders schnelle und gute Heilerfolge bei Sonnenbrand erziele ich auch mit Sanddornextrakt. Er ist ein hochpotenter Vitamin C-Spender.

Sanddornextrakt gegen Sonnenbrand

Zum Schluss noch ein praktischer Tipp: Damit Sie den Eiskaffee im Gartenlokal nicht mit einer verbrannten Nase büßen müssen, sollten Sie im Sommer stets ein Sonnenschutzmittel in der Handtasche haben. Falls

Sie keine Pocketflasche kaufen können, füllen Sie es in ein kleineres Behältnis ab.

Selbstbräuner bieten keinen Schutz vor Strahlen

Eine schöne Bräune ganz ohne Sonne liefern Selbstbräuner. Der Wirkstoff verbindet sich mit der äußersten Hornschicht und färbt sie. Die Pigmentproduktion wird nicht berührt. Das heißt, obwohl die Haut braun aussieht, ist der körpereigene Sonnenschutzfaktor nicht aktiviert. Die Pracht hält leider nur drei Tage, weil mit dem Abschilfern der Hornschicht auch die Farbe verschwindet.

Sich bewegen bringt Segen!

Mittlerweile ist es amtlich: Regelmäßige körperliche Bewegung ist die beste Voraussetzung für Schönheit, Straffheit und Gesundheit. Normale Alltagsbewegungen reichen nicht aus, um den reinigenden und aufbauenden Effekt eines sportlichen Trainings zu ersetzen. Ganz besonders gilt das für alle, die viel sitzen. Mehr als sechs Stunden sitzen pro Tag schadet Ihnen mehr, als wenn Sie zu viel essen!

Zu viel sitzen macht dicker als zu viel essen

Bewegungsmuffel müssen aber nicht verzagen. Viel Spaß und sehr viel Wirkung durch wenige Minuten sanften Trainings täglich bringt ein neuer Fitness-Trend: das Rebounding. Alles, was Sie dazu brauchen, ist ein kleines Trampolin und eine Zimmerdecke, die mindestens zwei Meter hoch ist. Mit kleinen, sanft federnden Sprüngen (eigentlich sind es eher Sprünglein!) wippen Sie rhythmisch auf und ab. Keine Angst, Sie stoßen sich den Kopf nicht an der Decke, weil die Füße immer in Kontakt mit der Matte bleiben. Man beginnt mit zwei Minuten und steigert dann langsam bis zu einer Viertelstunde. Die Muskeln erleben dabei eine so genannte exzentrische Belastung, ähnlich dem Bergabgehen. Dadurch werden sie stärker und fester. Die Muskelkontraktionen massieren die Lymphbahnen von innen, Wasser kann abfließen und Schlacken werden abtransportiert. Die Durchblutung wird angeregt, die Ausschüttung von Stresshormonen unterbunden. Fettpolster schwinden, Bindegewebe festigt sich von Kopf bis Fuß.

Rebounding ist eine außerordentlich effektive Trainingsart, die dem gesamten Körper zugute kommt. Ausgesprochen maßgeschneidert ist es für alle, die mit den leidigen Beulen an Po und Schenkeln zu kämpfen haben: Cellulite. Zur Behandlung direkt auf der Haut bewährt sich nach meiner Erfahrung bei Cellulite eine Lotion mit Bio-Bustyl. Diese Substanz regt den Stoffwechsel an und stimuliert den Fettabbau. Achten Sie beim Kauf einer Anti-Cellulite-Lotion darauf, dass sie keine unerwünschten Nebenwirkungen bei Besenreisern und Krampfadern hat. Oftmals findet sich ein entsprechender Hinweis auf dem Beipackzettel. Sonst sollten Sie nachfragen, ob das Produkt Entzündungen hervorrufen kann oder nicht.

Die federleichte Sportart für zu Hause

135

15.
Was die Kosmetikerin für Sie tun kann

Die Denker der Antike setzen einen doch immer wieder in Erstaunen. So behaupteten die alten Griechen, die Haut sei eine Außenansicht des Gehirns. Einige Jahrhunderte und etliche Erfindungen später haben wir die Gewissheit, dass sie damit gar nicht so falsch lagen. Wenn ein Kind im Mutterleib entsteht, bilden sich als Erstes drei Keimblätter. Aus ihnen entwickelt sich im Verlaufe von neun Monaten der komplette Mensch. Das äußere Keimblatt (Ektoderm) wird zum Gehirn, den Nerven, dem Rückenmark und der Oberhaut. Damit ist unser größtes Organ von seiner Abstammung her eng verwandt mit den Leitungs- und Schaltsystemen des Organismus.

Die Haut ist eng verwandt mit dem Gehirn

Diese Verbundenheit ist Basis für ein perfekt funktionierendes Datenaustauschsystem, wie es in der ganzen Natur kein zweites gibt. Mit unzähligen, hoch differenzierten Antennen und Sendern empfängt die Haut Außenreize und leitet sie über Nerven und Rückenmark an die Kommandozentrale im Gehirn weiter. Hier sitzt der wahre Regisseur aller Lebensvorgänge, der Hypothalamus (Zwischenhirn). Bei ihm kommen alle Signale an, und er setzt sie in Befehle und Strategien um. Wenn Sie zum Beispiel von Ihrem Wellensittich in die Nase gepickt werden, sendet Ihre Haut von dieser Stelle die Meldung »Schmerz

Die perfekte Kommunikation zwischen außen und innen

an der Nasenspitze!« nach oben. Der Hypothalamus reagiert sofort und setzt Hormone und elektrische Impulse in Bewegung, die Sie reflexartig den Kopf wegziehen, die Hand schützend heben und aufschreien lassen: »Bist du verrückt geworden, du Geier?«

Der Hypothalamus ist das Zentrum. Er steuert – autonom, d.h. ohne dass wir uns dessen bewusst sind oder es mit dem Willen beeinflussen können – sämtliche Lebensvorgänge. Atmen, Sehen, Hören, Sprechen, Verdauung, Heilung, Regeneration, Zellerneuerung, Immunabwehr, Blutbildung, Muskelbewegung, Hormonbildung … alles ist Teil jenes gigantischen Datenübertragungsnetzes, dessen Schaltzentrale der Hypothalamus ist. Wenn Sie möchten, dass bei Ihnen Alterungsprozesse aufgehalten und stattdessen Verjüngungsmechanismen eingeleitet werden sollen, führt an ihm kein Weg vorbei. Die Frage ist nur: Wie können Sie den Oberstrategen in Ihrem Kopf dazu bringen, dass er die entsprechenden Maßnahmen in Gang setzt? Antwort: Indem Sie die richtigen Signale an ihn senden.

So programmieren Sie Ihren Organismus auf Verjüngen statt Abbauen

Der Ort, wo dies in Perfektion geschieht, ist das Kosmetikstudio Ihres Vertrauens. Hier beherrscht man die Kunst, den feinen Antennen Ihrer Haut genau den richtigen Daten-Input zu geben. Sodass Ihre Haut dem Hypothalamus die eindeutige Meldung machen kann: »Verjüngungsbedarf im Gesicht!« Wenn dieses Signal ankommt, wird die Schaltzentrale unweigerlich alle erforderlichen Maßnahmen in Gang setzen.

Die Kunst einer solchen »Verjüngungs-Programmierung« lernt man nicht in einem Wochenendkurs. In ganztägigen, kostenpflichtigen Spezialschulen müssen zukünftige Diplom-Kosmetikerinnen ein Jahr lang Anatomie und Dermatologie büffeln, Hautdiagnostik lernen, Massagegriffe trainieren, Reflexbahnen kennen lernen und sich Wissen über Wirkstoffe, Behandlungskonzepte, kosmetische Therapien, moderne Schönheitstechnik und Hautphysiologie aneignen. Die Funktionen der Haut, ihre Aktionen und Reaktionen, ihre Schwächen und Stärken, ihre geheime Sprache und verborgenen Zeichen werden erforscht. Klausuren, Hausaufgaben, Leistungstests – und am Ende steht die Abschlussprüfung. Wer sie besteht, darf sich staatlich anerkannte Fachkosmetikerin oder Diplom-Kosmetikerin nennen.

Ein langer Weg zur Schönheitsexpertin

Aber geschafft ist es damit noch nicht. Der Umgang mit Menschen will auch noch gelernt sein. Deswegen folgt jetzt noch ein Jahr Volontariat. Hier erwirbt die frisch gebackene Fachkosmetikerin praktische Erfahrung im Umgang mit Kunden. Vor allem geht es um das Erkennen des individuellen Hautzustandes, das Ermitteln der geeigneten Pflegestrategie und um die richtige Anwendung der unterschiedlichsten Möglichkeiten, um kurz- und langfristig eine schöne, jugendliche Haut zu erhalten.

Auf den individuellen Hautzustand kommt es an

Oftmals werde ich gefragt, ob denn eine erfahrene Verkäuferin in einem guten Kosmetikgeschäft nicht ebenso gute Ratschläge geben kann. Ich möchte zurückfragen: Können Sie einem zurechtgemachten, gut geschminkten Gesicht ansehen, was mit der Haut los ist? Können Sie ohne Lupe erkennen, in welchem Zustand die Poren sind oder wie es mit der Durchblutung steht? Können Sie über den Ladentisch füh-

138

len, wo sich Wasser staut und wo Verspannungen sind? Und vor allem: Können Sie mit gezielten Techniken die Signalkette in Gang setzen, die zum Hypothalamus und seinen Verjüngungsimpulsen führt? Ohne all diese Fragen geklärt zu haben, ist keine effektive Hautverbesserung möglich.

Jede Behandlung fängt mit einer gründlichen, porentiefen Reinigung an. In den USA traf ich eine hoch renommierte Kosmetikerin, bei der die Stars und Berühmtheiten Wartelisten füllen. Eine Behandlung bei ihr dauert zwei bis zweieinhalb Stunden. Das Besondere ist, dass sämtliche Anwendungen aus verschiedenen Reinigungsvorgängen bestehen. Sonst nichts. Mit Dampf, Zugmasken, Pflasterauflagen, Spezialdrainagen, Punkturen und Kompressen holt sie auch das letzte Partikelchen Talg, Schmutz, Bakterien, Schweiß und Verunreinigungen aus der Haut heraus. Das Ziel ist, auf diese Weise die Zellerneuerung anzuregen. Ein eigenwilliges Konzept, das aber sicherlich seine Wirkung zeigt. Als ich dort war, erlebte ich, wie sie der Frau eines bekannten Regisseurs die Leviten las, weil diese sich nicht an die empfohlenen Reinigungsmaximen gehalten hatte. »So kann ich Sie nicht behandeln«, rief sie, »Ihre Haut ist ja völlig vernachlässigt!« Die Dame musste wieder gehen, um zu einem neuen Termin mit besser vorbereiteter Haut zu kommen!

Gründliche Reinigung ist die halbe Pflege

So rigoros sind hierzulande die Kosmetikerinnen nicht, aber die gründliche Reinigung ist ebenfalls Basis der Behandlung. Wenn sie die nackte Haut dann unter der Vergrößerungslampe betrachtet, kann sie eine treffende Analyse des Zustands erstellen.

139

Nach ihr richtet sich alles Weitere. Entspannung, Feuchtigkeit, Regeneration, Lifting, Revitalisation, Lymphdrainage, Reflexmassage, Sauerstoffapplikation – aus der Fülle der Möglichkeiten wählt sie die geeignete Pflegetherapie und wendet sie im Einklang mit Ihrer Physis an: intensiv, effektiv und immer unter Beachtung der Reflexbahnen und Nervenpunkte, welche die komplette Signalkette der Verjüngungsprozesse in Gang setzen sollen.

Vertrauen Sie Ihre Haut nur jemandem an, der sie kennt und liebt

Ihre Haut ist das größte, schönste (wie ich finde), sinnlichste und biologisch aktivste Organ Ihres Körpers. Vertrauen Sie es nur jemandem an, der (oder besser: die) es gründlich kennt und liebt. Ein Hautarzt heilt Hautkrankheiten. Er fragt sich: Wie muss ich vorgehen, um die Erkrankung zu bekämpfen und die Symptome zu beseitigen? Eine Fachkosmetikerin fördert die Schönheit Ihrer Haut. Sie fragt sich: Was muss getan werden, damit die Haut nicht mehr abbaut, sondern wieder ihre jugendliche Qualität zurückgewinnt, und wie kann man ihre Schönheit langfristig schützen und erhalten?

Derzeit sind 23 800 Fachkosmetikerinnen in Deutschland tätig. Wenn Sie die für Sie »richtige« suchen, achten Sie darauf, dass eine fundierte Ausbildung mit Diplom vorhanden ist. Und nicht zu vergessen: Hören Sie auf Ihren Bauch. Denn ohne gegenseitige Sympathie und Vertrauen nützt die beste Behandlung nichts!

16.
Was der Arzt für Sie tun kann

Schönheitschirurgie ist keine Notfallchirurgie. Niemand wacht morgens auf, ist völlig überrascht, dass er Falten hat, und muss mit Blaulicht in die Klinik, um sie operieren zu lassen. Die Falten sind ja schon seit längerer Zeit da. Deswegen sollte man sich auch genug Zeit lassen, um überlegt zu planen, was dagegen unternommen werden kann – und wo man das tatsächlich auch möchte.

Falten sind kein Fall für die Feuerwehr

Die Alters- und Mimikzeichen, welche als besonders störend empfunden werden, befinden sich in der so genannten T-Zone des Gesichtes (Abb. 15). Und hier ist die schlechte Nachricht: Die Falten der T-Zone kann man nicht operieren. Doch jetzt die gute: Es gibt andere Methoden, um sie loszuwerden.

Die Falten der T-Zone kann man nicht operieren

Das Schulte-System ist die erste davon. Die Akteure sind Sie selbst und eine Kosmetikerin Ihres Vertrauens. Als nächste Möglichkeit gibt es den Gang zum Arzt. Er kann, wie gesagt, operativ nichts bewirken. Dazu müsste er die gesamte Haut des Gesichtes nach hinten ziehen. Eine solche Maßnahme sollte immer der letzte Ausweg sein. Ich selbst habe viele Jahre als plastischer Chirurg gearbeitet. Daher weiß ich, was sinnvoll ist und was nicht. Ein operativer Eingriff sollte nur in Erwägung gezogen werden, wenn das ganze

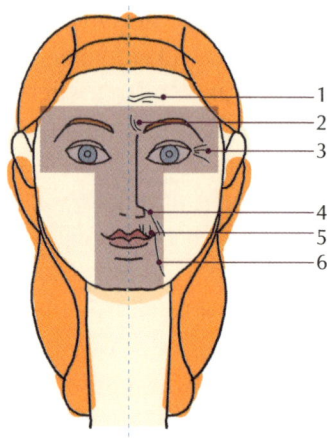

Abb. 15 Die T-Zone:
1 Stirn- oder Sorgenfalten, 2 Nasenwurzel- oder Zornesfalten,
3 Krähenfüßchen, 4 Nase- Mund- oder Nasolabialfalten, 5 Ober-
lippenfalten, 6 Marionettenfalten

Mehr als zwei Liftings verträgt keine Haut

Gesicht so gealtert ist, dass es sich stark nach unten gesenkt hat. Und – egal, was andere Ihnen erzählen mögen – mehr als zwei Liftings hält keine Haut aus. Sie wird so überdehnt, dass keine Elastizität mehr vorhanden ist. Wer mehr als zwei Mal geliftet ist, bekommt jenen typischen, starren Masken-Look, den man mit leichtem Grausen bei einigen Prominenten beobachten kann. Falls Sie also über eine operative Straffung nachdenken – schieben Sie sie so lange wie möglich hinaus.

Bereiten Sie Ihre Haut gut vor

Gegen die Altmacher in der T-Zone hat der Arzt andere Mittel zur Verfügung. Für keines braucht er ein Skalpell, auch keine Vollnarkose, allenfalls eine örtliche Betäubung. Sie können am gleichen Tag wieder nach Hause gehen. In jedem Fall aber ist eines unabdingbar: dass Sie Ihre Haut auf die Maßnahme gut vorbereiten. Das heißt: Sie muss in einem optimalen vitalen Zustand sein. Davon hängt der Erfolg maßgeblich ab. Nicht umsonst habe ich mein System auf der Basis von OP-Vorbereitungen entwickelt. Es hat sich gezeigt, dass die Haut danach wesentlich besser verheilt, die Narbenbildung gleich null ist und dass man vor unliebsamen Nebenwirkungen und Enttäuschungen wesentlich sicherer ist als ohne. Je vitaler die Haut, desto besser das Ergebnis.

Die Falten der T-Zone kann der Arzt per Injektion unterspritzen oder mit einem Laser oder Peeling wegätzen. Der Klassiker ist eine Unterspritzung mit Botox (Botulinumtoxin). Das Mittel ist ein Eiweiß, welches die Übertragung des Nervenimpulses auf den Muskel unterbindet. Vier bis fünf Tage danach ist es nicht mehr möglich, die betreffenden Stellen zu runzeln. Die vorhandenen Falten verschwinden im Verlauf der folgenden Tage. Eine Botox-Behandlung ist sicher, schonend und effektiv. Kein Wunder, dass sie einen Siegeszug um die ganze Welt verzeichnen kann. Der Botox-Umsatz hat sich im letzten Jahr um sage und schreibe 8000% erhöht. Die Haltbarkeit ist allerdings begrenzt. Nach etwa einem halben Jahr lässt die Wirkung nach und muss erneuert werden.

Unterspritzen mit Botox

So gut Botox auch ist – übertreiben sollte man es damit nicht. Ich erlaube mir gern die scherzhafte Frage: Woran erkennt man die totale Botox-Frau? Wenn sie herausbekommt, dass ihre beste Freundin sie mit ihrem Mann betrügt … und sie verzieht keine Miene! Auf keinen Fall gehört Botox in die Region um den Mund herum. Ihr Mund wäre halb gelähmt wie nach einer Spritze beim Zahnarzt, und Sie hätten

Allzu viel ist ungesund

Probleme mit dem Sprechen, Lachen, Essen oder Trinken.

»Skinfiller« heißen Materialien zum Auffüllen von Falten. Das Mittel der ersten Stunde ist Collagen. Der Nachteil: Es handelt sich um körperfremdes Eiweiß, was möglicherweise eine Allergie auslösen kann. Darum wird im Vorfeld die Verträglichkeit getestet. An einer Stelle spritzt man eine kleine Menge Collagen als so genannte Quaddel. Wenn in den nächsten vier Wochen nichts passiert, wird zur Sicherheit das Gleiche an einer zweiten Stelle wiederholt. Zwei Wochen später kann die eigentliche Unterspritzung erfolgen. Insgesamt muss man sechs Wochen warten, bis es so weit ist. Eine Collagenunterspritzung hält drei bis vier Monate vor. Ich weiß, dass Ihnen einige Ärzte etwas anderes erzählen werden. Tatsache aber ist, dass Collagen nicht länger hält als maximal ein Vierteljahr.

Skinfiller füllen Falten auf

Das Gleiche gilt für Auffüllungen mit Hyaluronsäure, einem körperverwandten Mehrfachzucker. Vorteilhaft dabei ist, dass kein zeitraubender Allergietest stattfinden muss. Der Nachteil: Wie beim Collagen ist der Effekt nach maximal vier Monaten vorbei. Dennoch hat es in Europa das Collagen als Skinfiller abgelöst. Vor allem, weil kein Allergietest notwendig ist.

Eigenfett muss im Spezialverfahren gewonnen werden

Ähnlich verhält es sich mit Eigenfett als Füllmaterial. Hierfür sind zwei Behandlungsstufen nötig: Erst wird das Fett mit einem speziellen Verfahren an einer Stelle des Körpers abgesaugt. Danach kann man es zum Auffüllen injizieren. Falls Sie nun überlegen, ob Sie vielleicht gleich zwei Fliegen mit einer Klappe schla-

144

gen können, eine Fettabsaugung an den Hüften vornehmen lassen und das anfallende Fett gleich verwenden, dann muss ich Sie enttäuschen – der Gewinnungsprozess für das Unterspritzungsfett ist vollkommen anders. Man entnimmt es (meistens vom Bauch oder einer anderen schön »fettreichen« Stelle) mit einer extra großen Kanüle und einem ganz leichten Vakuum. Bei normaler Fettabsaugung geht man mit Ultraschall und einem starken Saugvakuum zu Werke. Dabei werden die Fettzellen zerstört. Beim Gewinnungsverfahren für das Unterspritzungsfett dagegen bleiben sie intakt. Das ist die Voraussetzung, um gutes Material für die Faltenauffüllung zu erhalten. Eigenfett ist gut verträglich, schwindet aber ebenfalls nach drei bis vier Monaten dahin und die Falten sind wieder da. Das liegt daran, dass Fett ein Erinnerungsvermögen hat. Es merkt sich, wo es eigentlich hingehört und will nirgends woanders sein. Nehmen wir an, es hatte 30 Jahre lang auf Ihren Hüften gesessen und findet sich plötzlich unter Ihren Nasolabialfalten wieder. Dann registriert es, dass es nicht dahin gehört, und verschwindet wie Butter in der Sonne.

Fett hat ein Erinnerungsvermögen

Wesentlich länger hält eine Unterspritzung mit Dermalife, einem Hyaluronsäure-Hydrogel-Gemisch. Erst nach anderthalb bis zwei Jahren wird es resorbiert, d. h. im Körper aufgelöst. Die Behandlung ist relativ teuer. Außerdem erfordert sie einen sehr guten Arzt, der sein Handwerk versteht. Jeden Fehler, den er macht, tragen Sie immerhin fast zwei Jahre lang im Gesicht herum.

Neue Skinfiller halten länger

Der Schwachpunkt bei den zuvor genannten Füllmaterialien war immer die Haltbarkeitsdauer. Schließ-

145

lich ist eine Faltenunterspritzung nicht ganz billig, und wenn jedes Vierteljahr oder alle zwei Jahre eine neue Behandlung fällig ist, kann das kostspielig werden. Der Trend geht deshalb zu einem modernen Skinfiller mit dem Markennamen Aquamid. Der besondere Vorteil ist, dass es über viele Jahre (voraussichtlich sogar ein Leben lang) so bleibt wie am ersten Tag. Anders als Collagen & Co. kann es nicht im Gewebe versickern. Beim Einspritzen bildet sich eine feine Haut aus Bindegewebe um das Material. Es formt sich ein weiches Kissen, das die Falte oder die Lippe von innen her sanft aufpolstert. Es ist gut verträglich und sicher. Bei Neigung zu Lippenherpes sollte es nicht angewendet werden. Da Aquamid zu einer ganz neuen Generation von Skinfillern gehört, liegen noch keine Langzeitergebnisse vor. Die durchschnittliche Beobachtungsdauer betrug 3,7 Jahre (längstens 9,6 Jahre). Das Gel wurde gut vertragen und die Kliniken stufen es daher als sicher ein. Wegen der lebenslangen Haltbarkeit gilt auch hier: Wählen Sie den Arzt mit größter Sorgfalt aus und stellen Sie sich darauf ein, dass Sie Ihr Sparkonto plündern müssen.

Dauerlösung in Sicht?

Lasern: Nehmen Sie sich ein paar Tage Urlaub

Eine gängige Methode zur Faltenbeseitigung ist das Wegnehmen der obersten Hautschicht. Dies geschieht mit dem Laser oder einem mitteltiefen Peeling. Rechnen Sie dabei mit fünf bis sieben Tagen, an denen Sie zu Hause bleiben müssen, weil die behandelten Hautpartien wie rohes Fleisch sind. Damit sie glatt und möglichst faltenlos verheilen, setzt der Arzt eine gesteuerte Geweberegeneration in Gang. Beachten Sie bitte bei der Terminplanung, dass Sie die frisch entstandene, noch empfindliche Haut für eine längere Zeit vor jeder Sonnenbestrahlung schützen müssen. Sonst bekommen Sie statt glatter, schöner Haut hässliche braune Flecken.

Achtung!
Vor zwei Präparaten möchte ich Sie an dieser Stelle mit allem Nachdruck warnen: Silikon als Skinfiller und ein Peeling mit Phenol. Wenn Silikon ins Gewebe gespritzt wird, besteht die Gefahr, dass der Körper drumherum ein Granulom (wucherndes Narbengewebe) bildet. Es kommt zu Verhärtungen, die wie Wülste im Gesicht stehen bleiben. Entfernen lassen sie sich nicht mehr, weil sich das Silikonöl im Hautgewebe verteilt. Fragen Sie also bitte immer: Was spritzen Sie? Ist da Silikon drin? Wenn ja, ergreifen Sie sofort die Flucht.

Vorsicht vor Silikon als Skinfiller

Das Gleiche tun Sie bitte, wenn man Ihnen ein Phenolpeeling vorschlägt. Dabei wird die Haut bis in die tiefsten Schichten regelrecht weggefetzt. Es gehen garantiert alle Falten weg. Ebenfalls kann man aber garantieren, dass sämtliche Lebensfreude dahin ist. Für den Rest des Lebens bleibt die Haut wie rohes Fleisch. Nur unter größten Schmerzen kann man bei Tageslicht ins Freie, und ohne Spezial-Make-up nicht unter Menschen. Im schlimmsten Fall dringt das Gift ins Lymph- und Gefäßsystem ein und es kommt zu Nieren- und Leberschäden. Fragen Sie also immer, ob Phenol im Peelingmaterial enthalten ist. Wenn ja – nichts wie weg!

Phenolpeelings fetzen die Haut weg

Vertrauen Sie sich nur einem guten Arzt an. Die richtige Bezeichnung lautet: plastischer Chirurg. Und so finden Sie den Richtigen:

147

So finden Sie den richtigen Arzt für Ihre Schönheitsprobleme

- Rufen Sie die Ärztekammer an und bitten Sie um die Anschriften der Fachgesellschaften für plastische Chirurgen, z. B. die Deutsche Gesellschaft für plastische Chirurgie, Deutsche Gesellschaft für Mund-, Kiefer- und Gesichtschirurgie (MKG) oder die Deutsche Gesellschaft für ästhetisch-plastische Chirurgie. Dabei handelt es sich um deutsche und internationale Gesellschaften, in denen Ärzte bestimmter Fachrichtungen registriert sind. Mitglied wird man nicht durch Zahlung des Beitrages, sondern erst nach strenger Prüfung durch ein Gremium.
- Lassen Sie sich vorher gründlich beraten. Gehen sie immer zu zwei Ärzten, vielleicht sogar zu dreien. Setzen Sie sich genau mit der Materie auseinander. Lassen Sie sich alles genau erklären, auch die möglichen Nebenwirkungen.
- Fragen Sie, wie oft der Arzt die Behandlung schon durchgeführt hat.
- Lassen Sie sich Bilder von Patienten zeigen, bei denen er die gleiche Behandlung durchgeführt hat, die bei Ihnen geplant ist.
- Fragen Sie nach den Telefonnummern von Patienten, die die gleiche Behandlung erhielten. Wenn der Arzt sich hinter dem Arzt-Patienten-Geheimnis verschanzt, können Sie sofort gehen. Ich habe noch nie eine Patientin gehabt, die es ablehnte, angerufen und nach ihren Eindrücken gefragt zu werden. Alle waren einverstanden, egal, um wen es sich handelte.
- Werden Sie misstrauisch, wenn man Ihnen zu viel verspricht. Es geht nicht darum, dass Sie auf Teenager getrimmt werden. Wichtig ist ein vitales Aussehen mit jugendlichem Flair – im Einklang mit dem natürlichen Alter.

Lassen Sie sich Telefonnummern von Patienten geben

Teil 4

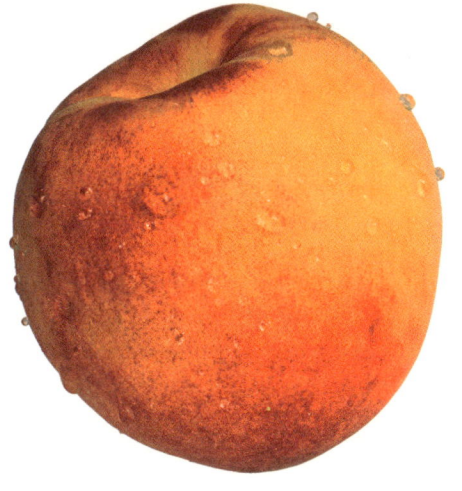

17.
Alles klar:
unreine Haut

Erscheinungsbild:

Unreine Haut zeigt sich durch Pusteln, Pickel, Talg-pöckchen, raue, gerötete Stellen, vergrößerte Poren (Abb. 16).

Ursachen:

- Reaktion auf Nahrungsmittel, z. B. Schweinefett, scharfe Gewürze oder gespritzte Früchte,
- Unverträglichkeit von Kosmetika oder Make-up,
- seelische Reaktion auf Stress und Aufregung,
- hormonelle Reaktion im Zusammenhang mit Ver-hütungsmitteln oder dem Monatszyklus,
- »Überpflegung«

Zu viel Pflege kann schaden

Durch »Überpflegung« kann periorale Dermatitis entstehen, eine ekzemartige Irritation der Haut um die Mundpartie. Dahinter steckt, dass mehr Kosmeti-ka angewandt werden, als die Haut vertragen kann. Vorzeichen sind oft, dass sich nach dem Eincremen Wasserperlen auf der Haut bilden und stehen blei-ben.

Behandlung:

Als Erstes muss der Auslöser gefunden und abgestellt werden. Führen Sie eventuell Buch darüber, was Sie

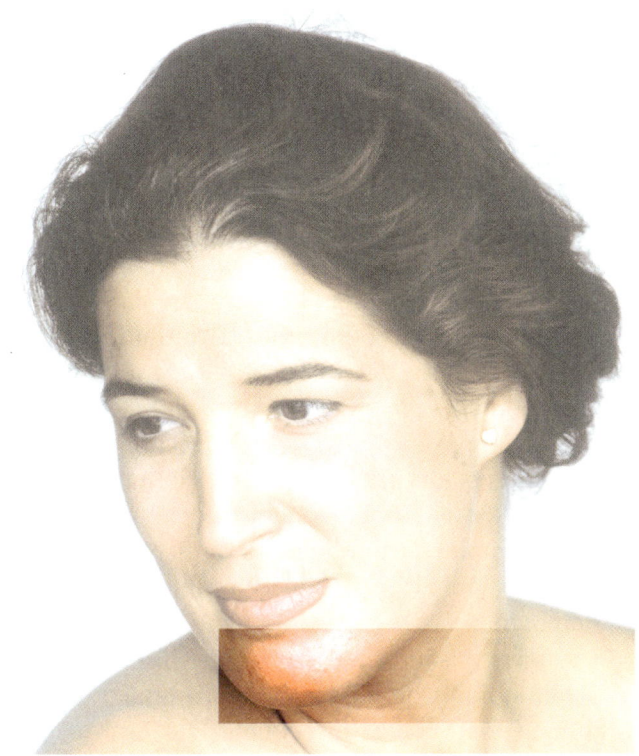

Abb. 16 Unreine Haut

essen oder trinken. Überlegen Sie, was Sie in letzter Zeit seelisch mitgenommen hat oder welche Änderungen in Ihrem Leben eingetreten sind. Schälen Sie das Obst, wenn Sie es roh verzehren wollen. Seien Sie gründlich, besonders bei Ananas: Die braunen Pünktchen der Schale müssen völlig entfernt werden, sie führen sehr häufig zu Hautunreinheiten.

Ursachenforschung ist wichtig

Das allerbeste Mittel gegen unreine Haut ist die Kombination von Fruchtsäure und löslichem Collagen.

151

Fruchtsäure wirkt antibakteriell und fördert die Immunabwehr der Haut. Gleichzeitig regt sie die Bildung neuer, gesunder Zellen kräftig an. Collagen verstärkt die natürliche Feuchtigkeitsbindung und baut das Gewebe auf. Allein mit diesen beiden verwandele ich in kurzer Zeit eine überempfindliche Problemhaut in gesunde, frische und makellose Haut.

Mein Erfolgs-rezept: Fruchtsäure und Collagen

Das spektakulärste Erfolgserlebnis hatte ich mit einer Kriminalbeamtin aus Berlin. Sie litt an Neurodermitis, einer Erkrankung, die mit Hautrötung und einem außerordentlich quälenden Juckreiz einhergeht. Es ist nicht bekannt, warum und wie diese schlimme Hautkrankheit entsteht, deshalb ist ihre Heilung auch so schwierig. Meine Kripobeamtin hatte schon alle möglichen Therapien ausprobiert, doch nichts konnte ihr helfen. Schließlich versuchte sie es mit dem Schulte-System. Jeden Tag behandelte sie die befallenen Stellen mit Fruchtsäure und Collagen. Nach wenigen Wochen konnte sie ihr Glück kaum fassen: Die Erkrankung war völlig ausgeheilt! Die Universitäts-Hautklinik der Freien Universität in Berlin hat das Ergebnis begutachtet und bestätigt. Ich habe noch einen zweiten Fall, bei dem eine Neurodermitis auf die gleiche Weise völlig ausgeheilt wurde. Der junge Mann ist heute Betriebswirtschaftsdozent in Köln. Neurodermitis ist eine Erkrankung, und mein System ist im medizinischen Sinn kein Heilmittel. Ich kann auch nicht zuverlässig versprechen, dass es genauso gut wirkt wie in den beiden erwähnten Fällen. Was man aber mit Sicherheit sagen kann, ist dies: Fruchtsäure und Collagen sind ein unschlagbares Team, wenn es um die Gesundheit und Schönheit der Haut geht.

Ein unschlagbares Team für die Schönheit Ihrer Haut

Gegen Mitesser und entzündliche Pickel empfehle ich auch gern Teebaumöl. Es wirkt stark antibakteriell und entzündungshemmend. Tupfen Sie es mit einem Wattestäbchen direkt auf die Stellen. Beruhigend wirken Kamilledampfbäder auf die gute alte Art: Einen Esslöffel Kamille in einer Schüssel aufbrühen, drei Minuten ziehen lassen, Handtuch über den Kopf und das Gesicht fünf bis zehn Minuten über den Dampf halten. Anschließend trockentupfen, dann mit Fruchtsäure und Collagen behandeln. Da haben Hautunreinheiten keine Chance!

Teebaumöl wirkt antibakteriell und entzündungshemmend

153

18.
Probleme haben viele Gesichter:
Sorgen- und Zornesfalten

Erscheinungsbild:

Als Sorgen- und Zornesfalten bezeichnet man:

- lange Querfalten auf der Stirn,
- senkrechte Falte(n) zwischen den Augenbrauen an der Nasenwurzel (Abb. 17).

Ursachen:

Stirnfalten beginnen oft schon im Kindesalter

Hier handelt es sich um Mimikfalten. Sie entstehen durch die (oftmals völlig überflüssige) Gewohnheit, die Stirn zu kräuseln und die Augenbrauen zusammenzuziehen. Die unzählige Male wiederholte Muskelbewegung faltet die Haut zu tiefen Furchen. Schon an der Mimik von Kindern kann man die Neigung zum Stirnrunzeln beobachten. Liebe Mütter, haltet eure Kinder davon ab – damit aus einer schlechten Angewohnheit kein bleibendes Ärgernis wird!

Manchmal steckt auch eine Sehschwäche dahinter. Um besser zu sehen, kneift man unwillkürlich die Augen zusammen oder reißt sie weit auf.

Die Augenbrauen werden auch im Zorn zusammengezogen, außerdem beim Versuch, sich besser zu konzentrieren.

154

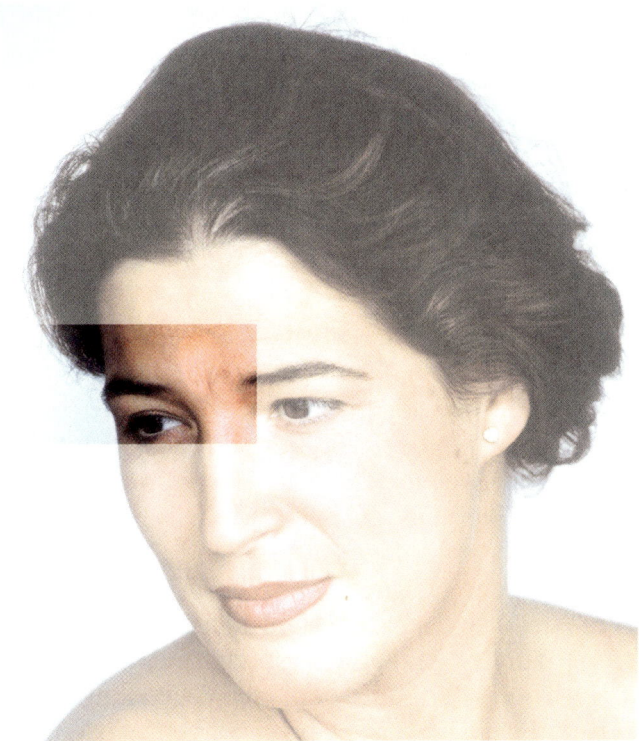

Abb. 17 Sorgen- und Zornesfalten

Behandlung:

Um eine Sehschwäche auszuschließen, sollten Sie zum Augenarzt gehen und Ihre Augen überprüfen lassen. Beim Optiker können Sie kostenlos untersuchen lassen, ob die Sehstärke Ihrer Brille noch stimmt.

Machen Sie Entspannungsübungen, um die Stirn zu glätten. Einfach und effektiv sind entsprechende Hörkassetten für zu Hause.

Die Stirn entspannen

155

Mit dem Schulte-System können Sie auch die Stirn-
und Nasenwurzelfalten in drei bis vier Monaten nahezu unsichtbar machen bzw. deutlich reduzieren.
Besonders wichtig sind wieder Fruchtsäuren, weil sie
die oberste (faltige) Hautschicht sanft entfernen und
von unten neue (glatte) Haut nachkommen lassen.
Natürliches Collagen polstert die Linien von unten
auf.

Einen Fall habe ich erlebt, bei dem man dies geradezu im Zeitraffertempo beobachten konnte. Eine
55-jährige Holländerin hatte in ihrem ganzen Leben noch nie etwas für Ihre Haut getan. Außer
Wasser hatte sie nichts benutzt. Niemals waren Nährstoffe an ihre Haut gekommen, ebenso wenig Fett
oder Feuchtigkeit. Dementsprechend war auch das
Hautbild, das sich mir bot: trockene, papierdünne
Haut mit den typischen Zeichen der Unterernäh-
rung, nämlich völlig unelastisch, mit unzähligen
kleinen Runzeln und tiefen Falten. Da sie die Angewohnheit hatte, einen beim Sprechen unter ge-
senkter Stirn hervor zu fixieren, war ihre Stirn geradezu zerfurcht. Noch nie in meinem Leben habe
ich eine so ausgehungerte Haut gesehen. Sie saugte
die Fruchtsäuren und das Collagen so gierig in sich
auf, dass die Substanzen – wie es sonst nie passiert – gleich drei Mal hintereinander aufgetragen
werden mussten. Dafür bot sich meinen Augen dann
aber ein regelrechtes Naturschauspiel: Die eingesunkenen Furchen und Falten füllten sich unmerklich
auf. Vor allem die Stirn veränderte sich. Wie ein zer-
knautschtes Kissen, in das von innen her Luft gebla-
sen wird, wurde die Haut zusehends glatter, fester
und praller. Nach wenigen Monaten erkannte die

*Unterernährte
Haut wird
dünn und spröde*

*Falten verschwin-
den vor unseren
Augen*

156

Holländerin sich selbst nicht mehr wieder – im positiven Sinn.

Gegen tiefe, schon lange bestehende Stirn- und Zornesfalten gehe ich mit einem Spezialmittel vor. Es besteht aus drei starken Wirkstoffen:

1. Phytinsäure, eine Superfruchtsäure mit intensiver Regenerationsleistung. Sie lässt alte Faltenhaut verschwinden und frische, junge Haut zum Vorschein kommen.
2. Furfuryladenin, eine Zellnahrung mit Faltenfüller-Effekt. In sich zusammengefallene Zellen können wieder aufgehen, sie werden prall, die Falten ziehen sich glatt.
3. Arbutin. Dieser dritte Wirkstoff hemmt eine unerwünschte Pigmentbildung und lässt Altersflecke verblassen.

Neue Wirkstoffe gegen hartnäckige Falten

Außerordentlich erfolgreich sind auch Sauerstoffbehandlungen. Sie füttern die eingefallenen Linien wieder auf. Der Effekt tritt unmittelbar ein.

Die Stirn- und Zornesfalten kann man nicht operieren. Dafür haben sich aber Unterspritzungen mit Botox sehr bewährt. Sie lassen die Falten verschwinden und hindern die Muskeln daran, sich aufs Neue zusammenzuziehen.

19.
Faltenpremiere am Auge:
Krähenfüßchen

Erscheinungsbild:

Krähenfüßchen – das sind die ersten Falten, die sich bilden, und die letzten, die man los wird: kleine, strahlenförmig vom äußeren Augenwinkel weglaufende Linien. In der Jugend flacher, vertiefen sie sich im Laufe der Jahre (Abb. 18).

Ursachen:

Die Haut um die Augen ist besonders dünn

Wie (fast) alle Falten in der T-Zone sind sie aufgrund der individuellen Mimik entstanden. Lachen, das Zusammenziehen der Augen, angespannte Gesichtszüge – es gibt viele Bewegungen, bei denen das Gesicht jene Fältchen formt. Um die Augen herum ist die Haut besonders dünn. Entsprechend fein ist die Gewebeschicht mit den feuchtigkeitsbindenden und elastischen Fasern. Sie trocknet leicht aus und knittert schnell.

Behandlung:

Gönnen Sie sich eine Augenmaske

Regelmäßig, besonders aber nach einem anstrengenden Tag, sollten Sie sich eine kühlende Augenmaske gönnen. Tragen Sie dazu ein gutes Augenpflegemittel auf und kühlen Sie die Augen mit einer Gel-Brille,

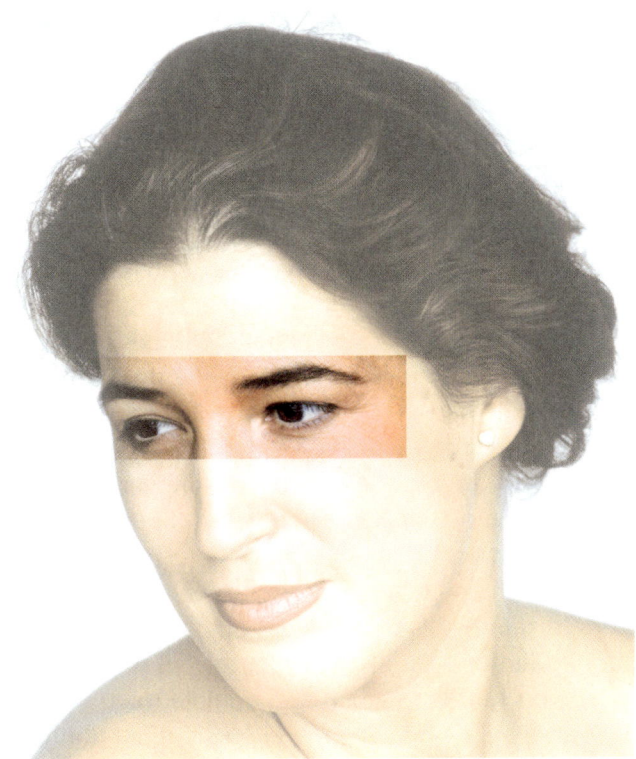

Abb. 18 Krähenfüßchen

d. h. einer mit Gel gefüllten Plastik-Augenmaske aus dem Kühlschrank. Achten Sie auf Inhaltsstoffe, die der Entspannung dienen. In meiner Lieblingscreme ist z. B. eine Eiweißverbindung namens Sensired. Sie nimmt das angespannte Gefühl weg, beruhigt und glättet.

Sehr angenehm sind ölfreie Lotionen, weil sie einem nicht das Gefühl geben, in die Augen zu kriechen. Gegen müde Augen klopfe ich sanft eine flüssige

Ölfreie Lotionen kriechen nicht in die Augen

159

*Feuchtigkeit
für zarte
Augenhaut*

Tinktur ein, die auch Schwellungen hervorragend entstaut. Sie versorgt die dünne Haut mit einem Extraschub Feuchtigkeit durch den Wirkstoff Atecoron. Er ist eine Neuentwicklung aus Collagen und Hyaluronsäure.

Gleich in einem seiner ersten Einsätze demonstrierte Atecoron seine fantastische Wirkung. Zu mir kam die junge Frau eines Ölmultis. Sie war in der eigenen Boeing 747 angereist und betrat die Praxis in Begleitung eines muskelbepackten Bodyguards. Das zierliche Persönchen wollte ihre »lots of wrinkles«, also ihre »zahlreichen Falten« entfernen lassen. Sie war sehr nervös, und schon als ich die Lampe auf sie richtete, begann sie vor Angst stoßweise zu atmen und zu zittern. Ich begann ihr Gesicht zu untersuchen. Doch so sehr ich mich auch anstrengte und suchte, ich konnte keine »lots of wrinkles« entdecken. Lediglich an den äußeren Augenwinkeln zeigten sich die Ansätze von Krähenfüßchen. Ich richtete mich auf, um ihr zu sagen, dass mein Eingreifen gar nicht nötig sei. Doch ihr Bewacher schnitt mir mit einer Handbewegung das Wort ab – alle Falten müssten weg, und zwar gleich. Jetzt wurde auch ich nervös. Ich überlegte: Wenn ich gar nichts machte, würde ich höchstwahrscheinlich Ärger bekommen mit dem Muskelmann. Wenn ich die Krähenfüßchen unterspritzte, würde die Kleine vor Angst ohnmächtig, und das bedeutete ebenfalls nichts Gutes. Und wenn ich sie mit einem äußerlichen Mittel behandelte, würde sich bei so kleinen Fältchen wahrscheinlich gar nicht viel tun, und dieser Gedanke behagte mir auch nicht.

*Plastische
Chirurgen leben
manchmal
gefährlich*

160

Der Bodyguard starrte bedrohlich, und die junge Frau rang nach Luft und zerknüllte ihr Taschentuch. Ich musste handeln. Also versuchte ich mein Heil mit dem neuen Atecoron. Nach dem Auftragen ließ ich es etwa zehn Minuten einwirken. Dann besah ich das Ergebnis unter der Lupe. Allah war mir gnädig: Die feinen Krähenfüßchen waren völlig verschwunden! Sie können sich meine Erleichterung vorstellen, als die junge Frau und ihr Bewacher zufrieden nach Hause gingen.

Atecoron hat geholfen

Am Nachmittag desselben Tages saß ich am Schreibtisch, als plötzlich eine schreckensbleiche Helferin ins Zimmer stürzte. Ihr direkt auf den Fersen war der Muskelmann. Er bedeutete mir unmissverständlich, dass sein Boss mich sofort zu sprechen wünsche. Ich folgte ihm und überlegte dabei, ob die Prämien für meine Lebensversicherung bezahlt waren. Der Ölmulti bewohnte kein Haus, sondern einen Palast. Die Dame des Hauses warte im ersten Stock im Schlafzimmer, hieß es.

»Ich gehe da nicht alleine hinein«, sagte ich.
»Ihr Mann wartet ebenfalls.«

Na prost Mahlzeit, dachte ich und begab mich in die Höhle des Löwen. Das Schlafzimmer war ein lichtdurchfluteter Saal. Eine breite Glasfront führte auf eine Terrasse, wie ich sie sonst nur von Ausflugslokalen kannte. Davor breitete sich in verschwenderischer Weite das Mittelmeer aus. Das Paar stand an der Brüstung. Der Mann wandte sich um und kam auf mich zu. Doch anstatt mir ein Schwert in den Bauch zu rammen, umarmte er mich und rief:

In der Höhle des Löwen

161

»What you did for my wife, I never ever will forget that! You made her the happiest woman in the world.«

Eine gute Erfahrung

(»Was Sie für meine Frau getan haben, werde ich niemals vergessen! Sie haben sie zur glücklichsten Frau der Welt gemacht.«)

Das war eine der ersten von vielen guten Erfahrungen, die ich mit Atecoron gemacht habe.

Botox hilft

Der plastische Chirurg kann mit Botox Fältchen für Fältchen unterspritzen. Die Ergebnisse sind, wenn es gut gemacht wird, ganz ausgezeichnet. Wichtig ist, die Haut vorher und danach gezielt zu pflegen, damit der verjüngende Effekt von Dauer ist. Sonst kommen die Falten nach einem Vierteljahr wieder.

162

20.
Die alte Leier:
Ziehharmonikafalten

Erscheinungsbild:

Mit Ziehharmonikafalten meint man eng nebeneinander liegende Knitterfältchen, die auch Plisseefältchen genannt werden. Zuerst entstehen sie meistens im seitlichen Wangenbereich, dann auch unterhalb der Augenpartie ins Gesicht hinein verlaufend (Abb. 19).

Ursachen:

Sie sind typische Zeichen der Hautalterung. Wenn die collagenen und elastischen Fasern abgebaut und nicht wieder erneuert werden, wird die Haut trocken und spröde. Ihre Struktur verändert sich, das Stützgewebe wird brüchig. Besonders betroffen sind Sonnenanbeter. Als Folge der UV-Strahlung altert ihre Haut schnell, was sich dann in dieser Faltenbildung niederschlägt.

Typische Zeichen der Hautalterung

Behandlung:

Fruchtsäuren und Collagen sind die unerlässliche Basis. Fruchtsäuren machen die stark verhornte oberste Schicht wieder geschmeidig und stimulieren die Zellneubildung. Lösliches Collagen unterstützt die zurückgegangene Eigenbildung des feuchtigkeits-

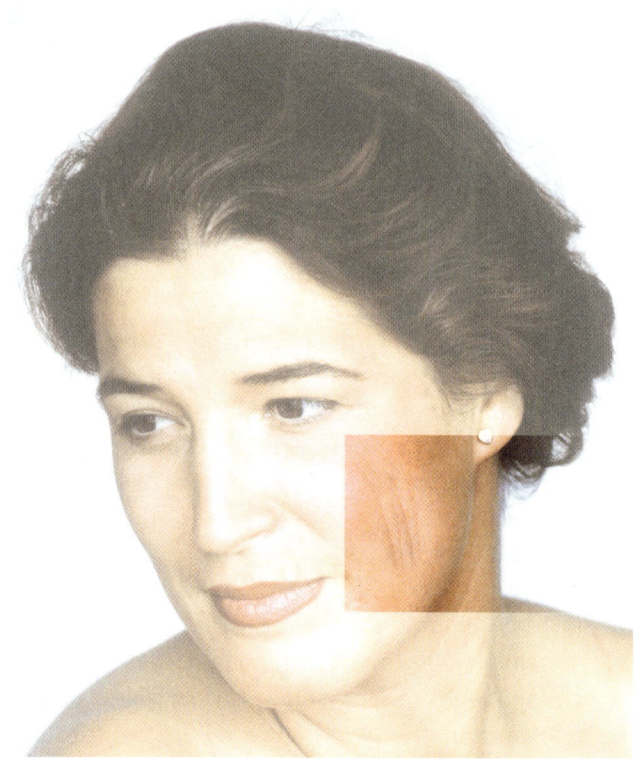

Abb. 19 Ziehharmonikafalten

speichernden Gewebes. Achten Sie bei den weiteren Pflegemitteln auf hautidentische Wirkstoffe, um einen möglichst tief gehenden, gründlichen Effekt zu erzielen.

Aloe vera spendet Feuchtigkeit

Unter den pflanzlichen Wirkstoffen ist Aloe vera ein Feuchtigkeitsspender der Spitzenklasse.

Sauerstoff-Applikationen schleusen Nährstoffe ein, füllen die eingefallenen Zellstrukturen auf und verbessern die Durchblutung. So kommt wieder Leben in die müde Haut, sie vitalisiert sich, wird frischer und kann die dringend nötige Feuchtigkeit aufnehmen.

Übrigens: Mir ist bis zum heutigen Zeitpunkt kein Hautverjüngungs-System bekannt, welches bei altersgeschädigter Haut mehr bewirkt als das Schulte-System. Tausende von Frauen haben mit seiner Hilfe Plisseehaut in Pfirsichhaut verwandelt. Zum Beispiel Vera, eine sportliche 58-Jährige, die Unterricht in thailändischer Massage gibt. Jedes Jahr verbringt sie einige Monate in Thailand. Die häufigen Aufenthalte in praller asiatischer Sonne standen ihr ins Gesicht geschrieben in Form von trockener, falten- und fältchenreicher Haut. Sie bringt der modernen Kosmetik einige Skepsis entgegen, deswegen begann sie erst einmal nur mit Fruchtsäure. Schon unmittelbar nach der ersten Anwendung rief sie mich begeistert an: Ihre Haut fühle sich unvergleichlich geschmeidig und weich an. Nach einigen Wochen hatte sich das Hautrelief so verfeinert, dass Vera es selber kaum glauben konnte. Überflüssig zu sagen, dass sie heute eine überzeugte Freundin des Schulte-Systems ist. Es wird auch Ihnen helfen!

Unübertroffen bei altersgeschädigter Haut: das Schulte-System

21.
Auf den Mund geschaut:
Lippenfältchen

Erscheinungsbild:

Lippenfältchen sind kleine, senkrechte Fältchen auf der Oberlippe (Abb. 20).

Ursachen:

Vererbung und/oder Mimik sind schuld. Die von fast allen Betroffenen als sehr störend empfundenen Fältchen werden auch Raucherfalten genannt. Beim Ziehen am Glimmstängel formt man nämlich eine Art Schnute, die den Mund in eben jene Fältchen legt. Je länger jemand raucht, desto tiefer sind sie. Dazu kommt, dass Zigarettenrauchen die Bildung von freien Radikalen vorantreibt.

Behandlung:

Oberlippen-fältchen – man kann sie weder operieren noch lasern noch unterspritzen

Haben Sie sich schon mal gefragt, warum so viele Schauspielerinnen jenseits der 40 sich ihre Oberlippenfältchen nicht unterspritzen lassen? Ganz einfach – weil es nicht geht. Die gemeinen kleinen Altmacher kann man weder operieren noch lasern noch unterspritzen noch auffüllen. Ein Lifting würde die gesamte Mundlinie verzerren. Der Laser geht oftmals nicht tief genug – die Lippenfältchen sind nämlich teilweise bis zu 30-mal tiefer! Unterspritzungen mit Botox ver-

166

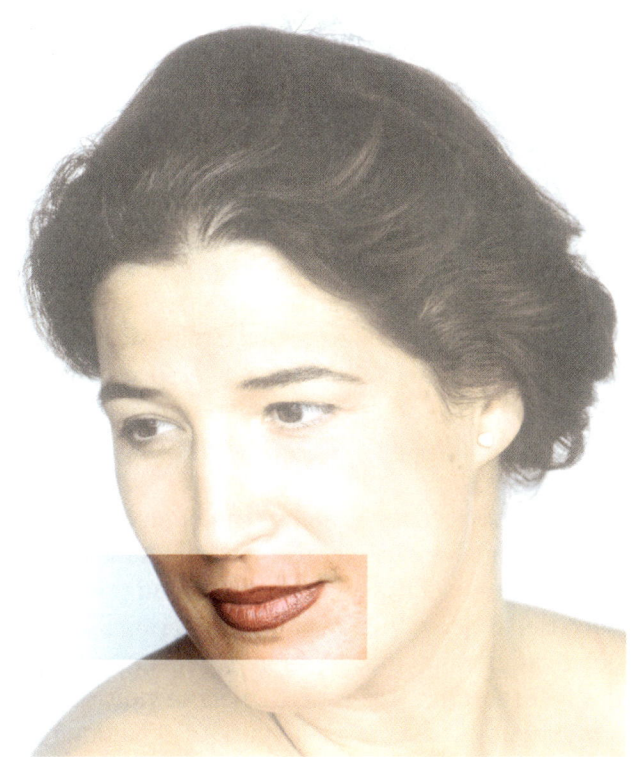

Abb. 20 Oberlippenfalten

bieten sich, weil die ganze Lippe gelähmt würde. Auffüllen klappt auch nicht, weil die Haut an dieser Stelle mit einem Ringmuskel, dem Musculus orbicularis oris, fest verbunden ist. Würde man Füllmaterial einspritzen, könnte sich die Falte nicht straff ziehen, sondern würde sich nach außen wölben. Statt eingekerbter Linien um den Mund herum hätte man dann plastische Striche. Dennoch kann man etwas tun. Ich erziele – wie bei vielen »hoffnungslosen Fällen« – hervorragende Ergebnisse mit der vorhin erwähnten

Hilfe bei hoffnungslosen Fällen

167

Dreifach-Mischung (s. Kapitel 18) mit Phytinsäure, Furfuryladenin und Arbutin. Die leidigen Fältchen werden teilweise gänzlich geglättet, auf jeden Fall flachen sie deutlich ab.

Eine Gräfin von D. wandte sich einmal wegen ihrer Lippenfältchen an mich. Sie erfüllte sich in der zweiten Lebenshälfte einen Traum, indem sie eine Schauspielkarriere anstrebte. Jetzt hatte sie ihr erstes Engagement. Für eine »Tatort«-Folge sollte sie eine Frau spielen, die mit einem Kanarienvogel sprach. Ihr Kopf würde in Großaufnahme zu sehen sein, während sie zärtlich »süüüüüßer Mecki« sagen sollte. Bei den Übungen vor dem Spiegel hatten ihre Lippenfältchen sie so entsetzt, dass sie nun schnell etwas dagegen

Ein Fall für meine Dreifachrezeptur

unternehmen wollte. Das war ein Fall für meine Dreifach-Rezeptur. Tatsächlich verschwand eine Linie nach der anderen von der Bildfläche. Die Gräfin war entzückt, und ich musste ihr versprechen, mir später das Fernsehstück anzusehen. Als es so weit war, hielt ich gespannt nach meiner Gräfin Ausschau. Schließlich sah ich sie und ihren Kanarienvogel-Dialog. Was ich aber nicht sah, war ihr Gesicht – man hatte sie von hinten aufgenommen! Als ich sie das nächste Mal traf, bereitete sie sich auf eine neue Rolle vor. »Diesmal aber von vorn«, wie sie mir lachend erklärte, »ich kann es mir dank Ihrer Hilfe ja leisten.«

Als ebenfalls sehr erfolgreich hat sich die Behandlung mit Vitamin-A-Säure (s. Kapitel 9) erwiesen. Allerdings muss sie ärztlich überwacht werden, die Mittel sind verschreibungspflichtig.

22.
Eingeprägt:
Nase-Mund-Falten

Erscheinungsbild:

Mit Nase-Mund-Falten bezeichnet man die senkrecht nach unten verlaufenden Falten von den Nasenflügeln zu den Mundwinkeln (Abb. 21).

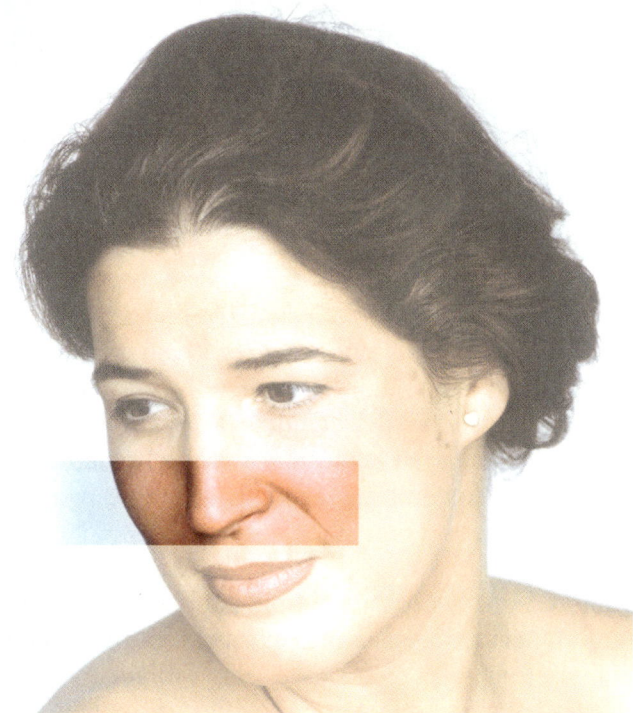

Abb. 21 Nasolabialfalten

Ursachen:

Diese auch Nasolabialfalten genannten tiefen Linien sind Zeichen des persönlichen Ausdrucks, rühren also von der Mimik her. Ihre Anlage ist meistens ererbt. Nach der alten Physiognomie-Lehre bezeichnet der gesamte Nasenbereich die seelische Kraft. Wenn jemand tief eingeprägte Nasolabialfalten hatte, verstand man ihn als jemanden, der seine Ängste zu überwinden trachtete und in der Lage war, geistige Stärke aufzubringen.

Seelische Kraft prägt sich auch in Falten aus

Eine Neigung zu Wasseransammlungen (Ödemen) im Wangenbereich kann ebenfalls die Ursache sein.

Eine weitere Ursache: Entzündungen und Schwellungen der Nasennebenhöhlen lassen die Wangenpartie stärker hervortreten, sodass die charakteristischen Falten entstehen bzw. sich tiefer einprägen.

Behandlung:

Hilfreich: eine Lymphdrainage und viel trinken

Lassen Sie Ihre Haut von einer Fachkosmetikerin auf Schwellungsneigung untersuchen. Sollten Wasseransammlungen schuld sein, hilft eine Lymphdrainage. Außerdem hilfreich: viel Wasser (ohne Kohlensäure) trinken, entwässernde Nahrungsmittel essen wie z. B. frische Erdbeeren oder Spargel.

Klären Sie ab, ob Ihre Nasennebenhöhlen gesund sind. Die Frau des Besitzers eines der größten spanischen Weingüter hatte tiefe Nasolabialfalten. Auf Fotos konnte ich sehen, dass sie bis vor wenigen Jahren überhaupt keine Falten an dieser Stelle gehabt

170

hatte. Ich untersuchte ihre Haut, die in einem ver-
gleichsweise guten, sehr gepflegten Zustand war.
Wenn ich leicht auf die bewussten Falten drückte, tat
ihr das weh. Ich schickte sie zum Hals-Nasen-Ohren-
Arzt und siehe da: Seit Jahren litt sie, ohne es zu merken, unter entzündeten Nasennebenhöhlen. Sie hatte
zwar des Öfteren eine Art Schnupfen gehabt, hatte
dem aber keine Bedeutung beigemessen. Nachdem
die Entzündungen behoben waren, bildeten sich die
Nasolabialfalten wieder zurück.

Auch entzündete Nebenhöhlen können Falten verursachen

Durch Mimik entstandene Nasolabialfalten können
Sie mit Skinfillers (s. Kapitel 16) aufpolstern lassen.
Sie sind dann flacher bzw. werden völlig unsichtbar.

23.
Lebenslinien:
Mundwinkelfalten

Erscheinungsbild:

Weil die schöne Prinzessin im Puppentheater mit ihrer Hilfe den Mund bewegt, heißen sie auch Marionettenfalten: senkrechte Linien, die vom Mundwinkel zum Kinn hinabführen (Abb. 22). Optisch ziehen sie die Mundwinkel leicht hinab, was dem Gesichtsausdruck etwas Grämliches geben kann – auch wenn man in Wahrheit ein humorvoller und fröhlicher Mensch ist.

Ursachen:

Die Schwerkraft ist schuld. Mimisch passiert in diesem Bereich nicht so viel, es sei denn, jemand zieht von Natur aus seit Jahrzehnten die Mundwinkel missbilligend nach unten oder neigt dazu, den Mund zu verkrampfen (z. B. durch Zähne-Zusammenbeißen). Die Gesichtsmuskeln verlieren mit den Jahren an Festigkeit. Das gesamte Gesicht, insbesondere die Wangen- und Kinnpartie, senkt sich nach unten. Gleichzeitig verliert die Haut an Spannkraft, weil ab Ende 20 die jung erhaltende Hormonproduktion nachlässt und die elastischen Fasernetze erschlaffen.

Die Schwerkraft ist schuld

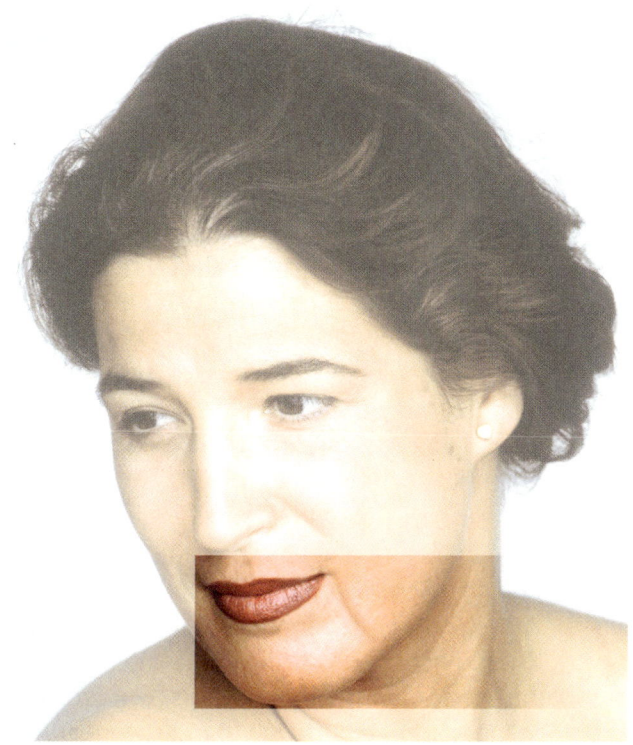

Abb. 22 Marionettenfalten

Behandlung:

Mit dem hautverjüngenden Schulte-Programm haben sich schon Tausende von schönen Marionetten-Prinzessinnen in noch schönere Frauen verwandeln können. Sogar die schlaff gewordenen Konturen werden fester. Die verbesserte Durchblutung und Vitalisierung aktiviert ermüdete Muskeln, sodass sie wieder mehr Spannung ausüben und das Gesicht anheben.

173

Örtlich aufgetragene Vitamin-A-Säure oder der bereits erwähnte Dreier-Mix aus Furfuryladenin, Arbutin und Phytinsäure erzielen bei tieferen Falten eine ausgezeichnete Wirkung.

Gezielte Straffungsmassagen fördern den Lymphfluss und stimulieren den Hauttonus (Spannung). Legen Sie zu diesem Zweck die Mittel- und Ringfinger mit ganz leichtem Druck auf die Falten. Bewegen Sie dann die Haut auf dem Knochen in kleinen Kreisen. Die Finger rutschen nicht auf der Haut herum, sie liegen fest und bewegen nur die Haut. Sehr wirkungsvoll ist auch eine Massage nach Dr. Vodder. Fragen Sie im guten Kosmetikinstitut danach.

Eine Vodder-Massage strafft die Konturen

Sorgfältige Unterspritzungen heben die eingesunkenen Linien an und glätten sie. Ich betone »sorgfältig«. Diese Arbeit erfordert unbedingt einen erfahrenen Spezialisten. Nicht, dass es Ihnen so ergeht wie der sympathischen Schauspielerin, die als Synchronsprecherin in Düsseldorf arbeitete. Mit ihrer wunderschönen Stimme hatte sie mich per Telefon gefragt, ob ich ihre Marionettenfalten behandeln könne. Ich bejahte, hatte aber erst in acht Wochen einen Termin frei. In der Zwischenzeit muss sie die Geduld verloren haben – auf jeden Fall ließ sie sich dazu überreden, dass jemand die Falten unterspritzte. Als sie dann zum vereinbarten Zeitpunkt bei mir erschien, bekam ich einen Schreck: An beiden Mundwinkeln prangte eine dicke Beule! Sie waren das Ergebnis einer unsachgemäßen Unterspritzung. Zwei Umstände bedeuteten Glück im Unglück für die Ärmste: Zum einen arbeitete sie nicht vor der Kamera, sondern im abgedunkelten Tonstudio, sodass die Misere wenigstens nicht ihrer Karriere schadete. Und zum zweiten war kein bleibendes Material injiziert worden, sondern Hyaluronsäure. Nach ungefähr vier Monaten war der Spuk vorbei, das Füllmaterial hatte sich aufgelöst, die Beulen waren weg – ihre Falten hatte sie aber wieder. Beim gesamten Bereich um den Mund herum (also auch Oberlippenfältchen) sollten Sie doppelte Vorsicht walten lassen in punkto Unterspritzung. Die sicherste – und nicht weniger erfolgreiche – Methode ist ein Intensivpflegeprogramm. Dazu entschloss sich dann auch meine eben erwähnte Synchronsprecherin.

Vorsicht vor Unterspritzungen im Mundbereich

Wie ich feststellte, war ihre Haut durch jahrelange Arbeit in (fensterlosen, klimatisierten) Studios sehr stark unterversorgt mit Feuchtigkeit und Sauerstoff. Die Untersuchung zeigte außerdem einen für ihr Alter (sie war erst Mitte 40) auffälligen Östrogenmangel. Logischerweise war ihr Collagen schon weit zurückgegangen. So verwunderte es nicht, dass ihre gesamte untere Gesichtspartie erschlafft war, dass die Augenlider abgesunken waren und die Haut fast wie Papier wirkte. Als Erstes verordnete ich ihr regelmäßige Spaziergänge an der frischen Luft, täglich eine halbe Stunde lang leichte sportliche Bewegung, mindestens sieben Stunden Schlaf, möglichst vor Mitternacht beginnend, zwei Liter Wasser pro Tag und nicht mehr als anderthalb Glas Wein, fettarme Kost mit Fisch und Geflügel, viel Gemüse, und statt der von ihr sehr geliebten Schokoriegel frisches Obst. Um ihren Östrogenmangel zu beheben, erhielt sie vom Internisten entsprechende Anweisungen. Und für die eigentliche Schönheitsbehandlung ging sie alle zwei Tage zur Kosmetikerin, insgesamt zehn Mal.

Östrogenmangel beschleunigt die Alterung

175

Sie erhielt:

- eine Fruchtsäurebehandlung, um die Erneuerung der Hautzellen in Gang zu bringen,
- natürliches, lösliches Collagen, um die Haut mit Feuchtigkeit zu versorgen,
- eine Sauerstoff-Dusche, um Frische in die Zellen zu pumpen und die Falten zu glätten,
- eine Algenmaske, um die Poren zu verkleinern und das Hautbild zu verfeinern,
- eine Lymphdrainage und Straffungsmassage nach Dr. Vodder,
- die bereits erwähnte Dreier-Komposition aus Furfuryladenin, Arbutin und Phytinsäure, um die Marionettenfalten zu beheben.

Nach der ersten Woche schon tolle Ergebnisse

Als die erste Woche um war, sah ich sie mir wieder an. Die erschlaffte Mundpartie hatte sich etwas gehoben, die tiefen Falten sahen deutlich flacher aus. Die Augenlider waren straffer, sodass ihre Augen größer und ausdrucksvoller wirkten. Die ehemals trockene und vergröberte Hautoberfläche begann sich in eine zarte, geschmeidige Streichelhaut zu verwandeln. Zu Hause behandelte sich unsere Freundin dann weiter mit Fruchtsäuren, Collagen und einer Creme mit hautidentischer Basis und der Perlmuttsubstanz Conchiolin, einem kostbaren Hautnährstoff, der dem Teint einen luxuriösen Schimmer verleiht.

»Besser als vor zehn Jahren!«

Etwa ein halbes Jahr später erhielt ich einen Brief von ihr. Ich habe ihn noch. »Meine Haut war noch nie so schön und gesund«, steht da, »und jetzt, wo ich hoch in den Vierzigern bin, sehe ich besser aus als vor zehn Jahren!« Und weiter: »Viele Kolleginnen fangen jetzt an, sich liften zu lassen. Ich bin so froh, dass ich das nicht nötig habe ...«

Wenn die Mundwinkelpartie straffer geworden ist, wie es bei dieser Synchronsprecherin der Fall war, fallen Oberlippenfalten weniger auf. Da sich diese manchmal nur schwer entfernen lassen, ist das ein willkommener Nebeneffekt.

24.
Schmollmund ade:
schmale Lippen

Erscheinungsbild:

Die Hautalterung führt auch zu einer schmäleren Ober- und Unterlippe (Abb. 23).

Ursachen:

Die Lippen sind reich ausgestattet mit collagenem und elastischem Gewebe. Wenn man älter wird, baut es sich ab bzw. verliert die Fähigkeit zur Feuchtigkeitsspeicherung. Es wird trockener, verliert seine pralle Üppigkeit und fällt in sich zusammen. Die geschwungenen Konturen werden flacher, die Lippen schmaler.

Behandlung:

Oftmals hilft ein intensives Pflegeprogramm

Wenn der Alterungsprozess nicht zu weit fortgeschritten ist, genügt die normale System-Behandlung mit Fruchtsäuren, Collagen, speziellen Lippenpräparaten mit hautidentischen Wirkstoffen und Radikalefängern, vitaminreicher Kost, Sauerstoff und Hormonen. Im Zuge des gesamten Verjüngungsprozesses kann das Lippengewebe zunehmend Feuchtigkeit speichern, es wird prall, die Konturen bekommen wieder attraktiven Schwung.

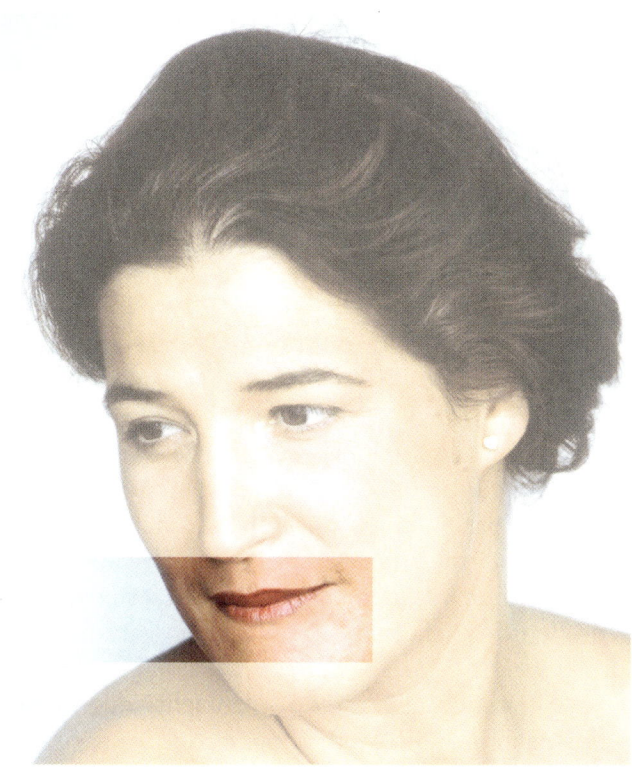

Abb. 23 Schmale Lippen

Behutsame Unterspritzung hebt die eingefallene Lippenform an, macht sie voller und jünger. Die Betonung liegt auf »behutsam«. Lassen Sie sich vorher gut beraten, gehen Sie nur zu einem guten Facharzt und sprechen Sie genau ab, wie das Endergebnis aussehen soll! Sonst haben Sie plötzlich statt jugendlich voller Lippen ein Schlauchboot im Gesicht.

Lassen Sie sich gut beraten

Prüfen Sie auch insgeheim, ob Sie eine Mode mitmachen oder ob Sie Ihrem Typ treu bleiben wollen. Die

179

Lippenform ist auch eine Sache der Mode. Vor Brigitte Bardot bevorzugte man das süße, keusche Engelsmündchen, heute geht der Trend (noch) zu voluminösen, sinnlich schwellenden Lippen. Ich persönlich kann immer nur empfehlen: Bleiben Sie ganz Sie selbst; pflegen Sie Ihre Lippen in der richtigen Weise und behalten Sie Ihren eigenen, unverwechselbaren Mund. Damit es Ihnen nicht so ergeht wie einer Filmschauspielerin, die ich kenne: Sie ließ sich einen üppigen Mund aufspritzen, der sehr sexy wirkte. Dann bot man ihr die Rolle ihres Lebens an, nämlich die der großen Theresa von Avila. Zur Person dieser genialen Frau aber passte der schwellende Kussmund nun ganz und gar nicht – und zu ihrem großen Kummer bekam jemand anders die Rolle. Nun schmollt sie zwar bühnenreif zu Hause, auf der Bühne aber ist sie zu ihrem Leidwesen auf andere Rollen festgelegt: die der alternden Lebedame.

Permanent-Make-up als Alternative

Eine Alternative zur Unterspritzung ist das Permanent-Make-up. Die Lippenkontur, die Sie sonst mit dem Konturenstift ziehen, wird bleibend eintätowiert. Dadurch wirken die Lippen voller. Auch hier ist gute Beratung und Vorbereitung sehr wichtig. Lassen Sie sich Fotos zeigen, sprechen Sie mit ehemaligen Kundinnen und überlegen Sie genau, mit welcher Farbe tätowiert wird. Je mehr Rot-Anteil enthalten ist, desto schlechter lässt sich die Tätowierung später wieder entfernen. Das Permanent hat den Vorteil, dass Ihr Mund immer ausdrucksvoll aussieht, auch wenn Sie keinen Lippenstift tragen.

25.
Spot an:
Altersflecken

Erscheinungsbild:

Altersflecken sind braune Flecken in unterschiedlicher Größe. Im fortgeschrittenen Stadium können sie sich zu größeren Arealen ausweiten (Abb. 24).

Ursachen:

Die Alterung, insbesondere die Lichtalterung (s. Kapitel 6), zerstört nach und nach die Zellstrukturen der Haut. Die Melanozyten, also die Pigment bildenden Zellen, sind ebenfalls betroffen. Ihr biologisches Programm gerät durcheinander. Sie produzieren an einigen Stellen zu viel Pigment, an anderen wieder überhaupt keines. So kommt es zu einer unregelmäßigen Fleckenbildung. Am stärksten sind Stellen betroffen, die häufig der Sonne ausgesetzt waren: Gesicht, Hände und Dekolleté.

Die Pigmente spielen verrückt

Behandlung:

Vor allem gilt es, einer weiteren Lichtalterung den Riegel vorzuschieben. Das heißt: Antioxidanzien in jeder Form (s. Kapitel 9), immer ausreichend Sonnenschutz und auch sonst alles Notwendige (s. Abschnitt »Bräunen Sie richtig« in Kapitel 14), um die schädlichen Auswirkungen der freien Radikale zu unterbinden.

Schützen Sie sich vor der Sonne

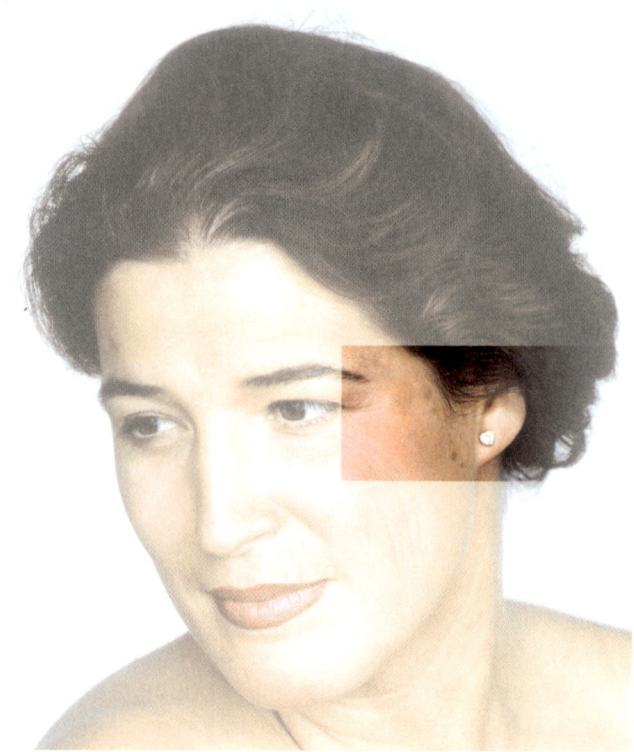

Abb. 24 Altersflecken

Meine Superwaffe gegen Altersflecken ist die bereits erwähnte Mischung mit den drei Wirkstoffen (s. Kapitel 21). Einer davon ist Arbutin. Er unterbricht die Signalkette, an deren Ende die Überproduktion von Pigment steht. Die braunen Flecken verblassen, und allmählich wird das Hautbild wieder schön ebenmäßig. Arbutin ist sehr zuverlässig in der Wirkung, sogar hartnäckige, auch großflächige Verfärbungen bilden sich nach wenigen Wochen völlig zurück.

Arbutin blockiert die Über- produktion von Pigment

182

26.
Pflegefall:
Dekolleté

Erscheinungsbild:

Die Hautalterung im Bereich des Dekolletés zeigt
sich an feinen senkrechten Fältchen im Ausschnitt
sowie Fältchen, die von den Schultern schräg nach
innen verlaufen (Abb. 25).

Ursachen:

Wenn die Haut im Laufe der Zeit ihre Elastizität verliert, wird sie auch empfänglicher für äußere »Ein-
drücke«. Quetschfalten – und das sind die Dekolleté-
Falten vor allem – benötigen mehr und mehr Zeit, um
sich wieder zu glätten. Sie entstehen vor allem, wenn
man sich beim Schlafen auf die Seite legt. Das Gewicht des Oberarms und der Schulter drückt den
Brustkorb zusammen, sodass die Haut wie eine Zieh-
harmonika gefaltet wird. Die Folgen bleiben immer
länger sichtbar, bis einige überhaupt nicht mehr verschwinden.

*Dekolleté-Falten
entstehen im
Schlaf*

Behandlung:

Vorbeugen ist besser als Heilen. Versuchen Sie, die
Bildung der Quetschfalten von vornherein zu ver-
meiden. Dazu können Sie sich angewöhnen, in
Rückenlage zu schlafen. Oder Sie wählen die »Knuf-

Ein Kuscheltier hilft gegen Falten

fel-Methode«: Wenn Sie auf der Seite liegen, halten Sie ein knuffeliges Plüschtier liebevoll an sich gedrückt. Legen Sie es genau an die Stelle, wo die tiefsten Quetschfalten entstehen, nämlich in der Mitte zwischen den Brüsten. Das Gewicht von Arm und Schulter liegt jetzt nicht auf Ihrem Dekolleté, sondern auf dem Plüschtier. Das Ergebnis: Es bilden sich keine Quetschfalten und der Ausschnitt bleibt schön glatt. Statt des Plüschtieres können Sie natürlich auch ein kleines Kissen nehmen. Es muss nur fest genug sein und darf nicht so leicht verrutschen. Bei einem Stofftier sorgen die Arme, Beine und der Kopf dafür, dass es nicht wegrutscht und an seiner Stelle liegen bleibt. Außerdem ist es – wie gesagt – so schön knuffelig.

Das Dekolleté ist fast genauso häufig der Sonnenbestrahlung ausgesetzt wie Ihr Gesicht. Achten Sie daher auch auf einen ausreichend hohen Lichtschutzfaktor.

Spezielle Pflege und Sonnenschutz

Pflegen Sie Hals und Dekolleté mit einem speziellen Kosmezeutikum. Es sollte ein Wirkstoff enthalten sein, der auch bei Verhinderung von Schwangerschaftsstreifen zum Einsatz kommt (z. B. Shea-Butter), sowie Antioxidanzien (z. B. Vitamin E) und Feuchtigkeitsspender (z. B. Aloe vera).

Wenn Sie abends etwas vorhaben und störende Decolleté-Falten schnell loswerden wollen, dann kann eine Sauerstoff-Applikation im Kosmetikinstitut Wunder wirken: Das Superlifting sorgt in wenigen Minuten für einen verführerisch glatten, makellosen Ausschnitt. Die High Society in und um Marbella weiß das. Immer, wenn ein besonderes Ereignis bevorsteht,

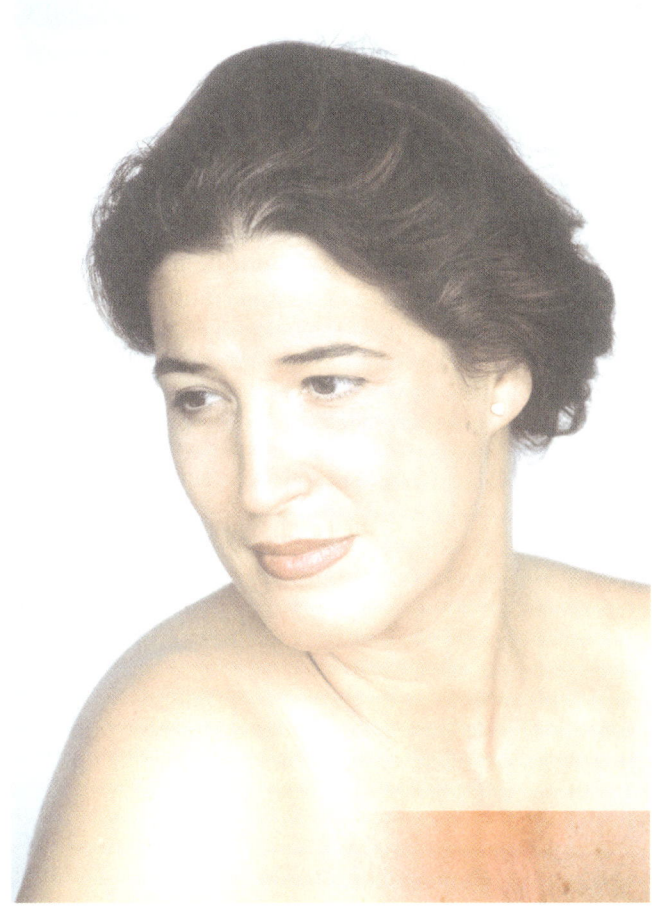

Abb. 25 Dekolleté-Falten

geht in meiner Klinik die Post ab. Vor dem letzten Triple A Ball, einer Wohltätigkeitsgala für die Abandoned Animals Association (AAA), kam eine Dame zu mir, die ihr Diamantencollier mitbrachte. Sie wollte ihr Dekolleté so verschönt haben, dass es zu den kostbaren Steinen passte! Wir taten unser Bestes

Superlifting: Oxygen-behandlung

185

mit Collagen, Sauerstoff, hautidentischen Wirkstoffen und einer straffenden Massage.

Pflegen Sie den Ausschnitt wie das Gesicht

Lassen Sie Ihrem Dekolleté die gleiche Sorgfalt zukommen wie dem Gesicht. Das heißt: Nie ohne Reinigen und Tonisieren ins Bett! Danach Fruchtsäure und Collagen auftragen oder eine gute Nährcreme für Ihren Hauttyp – und Sie brauchen nie mehr von Pfirsichhaut zu träumen, weil sie bei Ihnen Wirklichkeit wird.

Persönliches Schlusswort

Jede Frau hat ein Recht darauf, attraktiv und begehrenswert zu sein – in jedem Alter. Erschlaffende, alternde Haut und Falten sind heute kein unausweichliches Schicksal mehr, das man mit den Jahren in Kauf zu nehmen hat. Hautalterung ist heilbar, und eine erfolgreiche Hautverjüngung ist machbar. Ohne Schmerzen und Skalpell, mit schonenden Mitteln, die jeder anwenden kann. Mit meinem Programm kann auch eine 65-Jährige eine feine, zarte Pfirsichhaut haben, die vor Frische und Lebendigkeit strahlt. Viele Tausende von Frauen, die es erreicht haben, sind der Beweis.

Einige von ihnen konnten Sie ja hier ein wenig näher kennen lernen, weil ich ihre Geschichte erzählt habe. Es waren reiche und berühmte Frauen darunter, ältere und nicht so alte, Frauen aus Deutschland und aus vielen anderen Ländern – aber eines war allen gemeinsam: der Wunsch nach schöner, pfirsichzarter Haut.

Jetzt geht es um Sie, liebe Leserin, besser gesagt: es geht um Ihre Haut. Mein Wunsch ist, dass Sie sich ein Leben lang in ihr wohl fühlen, weil sie sich gut anfühlt und Sie glücklich macht, wenn Sie in den Spiegel schauen. Dieser Gedanke macht mich wiederum glücklich. Dafür arbeite ich, und dafür habe ich mich hingesetzt und dieses Buch geschrieben, mich mit dem Grafiker herumgeärgert, die Fotografin angetrieben (das Fotomodell ist übrigens Marie Carmen, eine Mitarbeiterin mit Engelsgeduld), die Lektorin genervt und zwei Kilo zugenommen durch das viele Sitzen. Aber so ist das eben: Nachher zählt nur das, was zum Schluss herauskommt. Deswegen hoffe ich, dass Ihnen das Buch viel bringt. Freude beim Lesen, interessante neue Erfahrungen und vor allem dies: für immer Pfirsichhaut.

Anhang

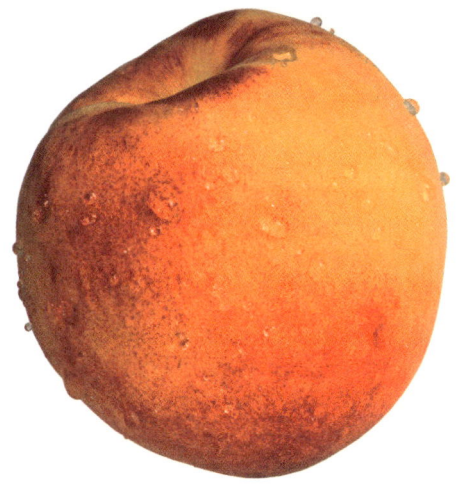

Adressen

Falls Sie keinen Ansprechpartner in Ihrer Nähe kennen:
Hier können Sie sich beraten und behandeln lassen, Produkte beziehen oder weitere Empfehlungen erhalten.

Kosmezeutika:

Bundesverband Deutscher Kosmetikerinnen e.V.
Liesegangstraße 10, D-40211 Düsseldorf

Im Internet:
www.drschulte.com
www.qms-kosmetik.de
www.qms-kosmetik.ch
www.beautymed.at

Kosmetikinstitute:

Die im Folgenden genannten Kosmetikinstitute und Beautyfarmen behandeln auch mit der speziell von mir entwickelten Pflegeserie !QMS®, die den in diesem Buch geschilderten Erkenntnissen zur Hautschönheit und Hautgesundheit Rechnung trägt. Die Adressen dieser Institute und Hotels finden Sie unten stehend, gegliedert nach den Ländern Deutschland, Österreich und der Schweiz.

Deutschland

Aalen Face & Body, Lady Anne, Bischof-Fischer-Str. 45/1,
D-73430 Aalen, Tel. (07361) 6 27 37
Alzenau Kosmetikinstitut Gaby Lieb, Hanauer Str. 22a,
D-63755 Alzenau, Tel. (06023) 68 40
Augsburg Beautyfarm Face-Body-Relax, Markgrafenstr.
21, D-86156 Augsburg, Tel. (0821) 44 16 16
Augsburg Parfümerie Korths, Löwenstr. 2, D-86157
Augsburg, Tel. (0821) 51 73 71
Baden-Baden Kosmetikinstitut Beauty-Tempel Eberle,
Falkenstraße 2, D-76530 Baden-Baden,
Tel. (07221) 2 45 65
Bamberg Parfümerie Hahn Silvy, Grüner Markt 31,
D-96047 Bamberg, Tel. (0951) 20 20 41
Berlin Tagesschönheitsfarm A. Ilch, Friedrichstr. 90,
D-10117 Berlin, Tel. (030) 79 70 62 79
Berlin Kosmetikinstitut Electric Beach, Karlsbaderstr.18,
D-14193 Berlin, Tel. (030) 8 25 54 77
Berlin Kosmetikinstitut Fjord-Kosmetik, Reichsstraße 12,
D-14052 Berlin, Tel. (030) 30 81 22 22
Berlin Gabriel-Parfümerie, Grußdorfstr. 5–7,
D-13507 Berlin, Tel. (030) 45 19 86 15
Bochum Kosmetikinstitut vom Orde-Cosmetics,
Ruhrstr. 233, D-44869 Bochum,
Tel. (02327) 79 03 65
Bonn Parfümerie Vollmar, Sternstr. 64, D-53111 Bonn,
Tel. (0228) 63 79 01
Bretten Kosmetik Wellness Studio, Hauptstr. 11,
D-75015 Bretten, Tel. (07252) 27 03
Buxtehude Kosmetikstudio & Tagesfarm, Bahnhof-
str. 1/Estepassage, D-21614 Buxtehude,
Tel. (04161) 5 22 27
Cham Parfümerie Breitmoser, Alrunastr. 3, D-93413
Cham, Tel. (09971) 69 08
Cloppenburg Kosmetik Heidemann GmbH, Emsteker
Str. 33, D-49661 Cloppenburg, Tel. (04471) 8 23 11
Dänischenhagen Parfümerie Prien Christiane GmbH,

Gut Uhlenhorst, D-24229 Dänischenhagen,
Tel. (04349) 91 71 71

Dresden Schönheitspflege Evelyn, Bauernweg 17,
D-01109 Dresden, Tel. (0351) 8 88 92 00

Duisburg-Meiderich Parfümerie & Kosmetik Figge,
Von-der-Mark-Str. 57, D-47137 Duisburg-Meiderich,
Tel. (0202) 44 23 52

Düsseldorf Atelier für Kosmetik, Bilker Str. 34,
D-40213 Düsseldorf, Tel. (0211) 3 23 79 19

Düsseldorf Parfümerie Schnitzler, Schadowstr. 11,
D-40212 Düsseldorf, Tel. (0211) 3 23 08 01

Erfurt Parfümerie Renate, Schlösserstr. 24,
D-99014 Erfurt, Tel. (0361) 5 62 30 98

Erlangen Parfümerie Höfer, Rathausplatz 5,
D-91052 Erlangen, Tel. (09131) 2 40 09

Frankfurt/Main Albrecht GmbH, Gr. Bockenheimer-
str. 37, D-60313 Frankfurt/Main,
Tel. (069) 28 74 72

Freiburg ASK Beauty-Farm, c/o Colombi, Roteckring 16,
D-79098 Freiburg, Tel. (0761) 3 50 57

Gelnhausen Parfümerie Kirchner, Altenhaßlauer Str. 3,
D-63571 Gelnhausen, Tel. (06051) 45 12

Gießen Drogerie Seibel, Frankfurter Str. 39,
D-35390 Gießen, Tel. (0641) 97 10 10

Groß-Gerau Parfümerie Lochmann, Am Hermanns-
berg 7a, D-64521 Groß-Gerau,
Tel. (06152) 8 67 80

Grünwald New Trend Cosmetic, Nördliche Münchner
Str. 2a, D-82031 Grünwald,
Tel. (089) 6 41 46 64

Haiger Parfümerie Lehr, Hauptstr. 24, D-35708 Haiger,
Tel. (02773) 44 25

Halle Parfümerie Plassmann, Ronchinplatz 3,
D-33790 Halle, Tel. (05201) 66 70 88

Hannover Parfümerie LIEBE, Karmarschstraße 25,
D-30159 Hannover, Tel. (0511) 30 47 11

Hannover Parfümerie Lentz, Bussestr. 34,
D-30655 Hannover, Tel. (0511) 5 46 38 38

192

Hilden Tagesschönheitsfarm, Schumannstr. 6a,
D-40724 Hilden, Tel. (02103) 6 99 44

Höxter Parfümerie Manegold, Am Markt 15,
D-37671 Höxter, Tel. (05271) 30 09 69 00 14

Itzehoe Beauty-Farm Körner-Eggers, Coriansberg 14,
D-25524 Itzehoe, Tel. (04821) 9 42 22

Kaiserslautern Parfümerie Seifenmeyer, Marktstr. 35,
D-67635 Kaiserslautern, Tel. (0631) 9 28 34

Karlsruhe Kosmetik Amenta, Erbprinzenstraße 34,
D-76133 Karlsruhe, Tel. (0721) 2 55 59

Koblenz Parfümerie Krepele GmbH, Löhrstr. 70,
D-56068 Koblenz, Tel. (0261) 91 55 30

Köln Goldkopf-Parfümerie, Schildergasse 69–73,
D-50667 Köln, Tel. (0221) 2 04 03 62

Köln Kosmetikinstitut Im Gut Keuchhof, Braugasse 12,
D-50859 Köln, Tel. (02234) 4 88 18

Konstanz Cosmetic Team, Wessenbergstr. 12,
D-78462 Konstanz, Tel. (07531) 4 38 80

Lippstadt Parfümerie Goedecke, Haus der Schönheit,
Poststr. 29/31, D-59555 Lippstadt,
Tel. (02941) 5 84 18

Lübeck Parfümerie Schuback, Königstr. 66,
D-23552 Lübeck, Tel. (0451) 7 21 21

Ludwigsburg Kosmetikinstitut Ambiana GmbH, Kirch-
str. 3, D-71634 Ludwigsburg, Tel. (07141) 90 35 15

Mönchengladbach Beauty-Center Beutner,
Albertusstr. 13–15, D-41061 Mönchengladbach,
Tel. (02161) 17 64 84

München Kosmetikinstitut Seegers, Frauenbergstr. 16,
D-81379 München, Tel. (089) 7 24 11 47

München Kosmetikinstitut Gabi Sackerer, Apenrader-
str. 6, D-81929 München, Tel. (089) 93 93 08 37

Münster Cabelo, Im Speicher/Hafenweg 46–48,
D-48155 Münster, Tel. (0251) 6 74 43 33

Neu-Isenburg Kosmetikinstitut Möller, Carl-Ulrich-
Straße 141, D-63263 Neu-Isenburg, Tel. (06102) 61 95

Norderney Kosmetikinstitut Dittmer, Passatweg 2,
D-26548 Norderney, Tel. (04932) 8 34 61

Nordhausen Atrium Parfümerie, Bahnhofstr. 18,
D-99734 Nordhausen, Tel. (03631) 97 43 75
Nürnberg Kosmetikinstitut R. Meidenbauer, Königstr. 5,
D-90402 Nürnberg, Tel. (0911) 22 55 76
Nürnberg Parfümerie Seifenzahn GmbH, Jakobsplatz 3,
D-90402 Nürnberg, Tel. (0911) 22 11 92
Potsdam Parfümerie K * M Kirsten & Mathias Müller,
Karl-Liebknecht-Str. 8, D-14482 Potsdam,
Tel. (0331) 70 50 96
Quedlinburg Parfümerie Flair/Wiesenmüller, Stein-
brücke 8, D-6484 Quedlinburg, Tel. (03946) 43 91
Rheinberg Parfümerie & Kosmetik, Orsoyer Straße 8,
D-47495 Rheinberg, Tel. (02843) 92 38 37
Rinteln Kosmetik Renate Watermann, Bäckerstr. 5,
D-31737 Rinteln, Tel. (05751) 25 10
Saarbrücken Kosmetikinstitut Kosmetik am Heidenkopf-
park, Heidenkopferdell 4, D-66123 Saarbrücken,
Tel. (0681) 6 47 84
Stadtoldendorf Kosmetikinstitut Heidi, Hoopstr. 2,
D-37627 Stadtoldendorf, Tel. (05532) 50 61 38
Tübingen Institut für Ganzheitskosmetik, Hacker-
steigle 10, D-72076 Tübingen,
Tel. (07071) 55 11 15
Warendorf Ulla's Parfümerie, Brinkstraße 15,
D-48231 Warendorf, Tel. (02581) 84 69
Wernigerode Parfümerie Papillon Forum, Markt 6–8,
D-38855 Wernigerode, Tel. (03943) 90 52 93
Wolfsburg Parfümerie Schwope, Porschestr. 34,
D-38440 Wolfsburg, Tel. (05361) 1 26 28

Österreich

Baden Vitalteam Hotel Sauerhof, A-2500 Baden,
Tel. (02252) 4 12 51
Braunau Kosmetikinstitut Gabi Grassl, A-5280 Braunau,
Tel. (07722) 8 46 76
Fiss Schlosshotel Fiss, A-6533 Fiss, Tel. (05476) 63 97

Going Biohotel Stanglwirt, A-6353 Going,
Tel. (05358) 20 00

Graz Kosmetikinstitut Tiffany, A-8045 Graz,
Tel. (0316) 69 11 52

Großarl Hotel Edelweiß, A-5611 Großarl,
Tel. (06414) 3 00

Guntramsdorf Kosmetikinstitut Hoffmann E & E,
A-2353 Guntramsdorf, Tel. (02236) 5 32 44

Hintertux Hotel Neu Hintertux i. Z., A-6294 Hintertux,
Tel. (05287) 8 58 00

Innsbruck Beauty-Center Tirol, A-6020 Innsbruck,
Tel. (0512) 57 95 95

Kaindorf Beauty Vital Haus Köfer, A-8430 Kaindorf,
Tel. (03452) 8 42 11

Kitzbühl Beauty-Center Marlies, A-6370 Kitzbühl,
Tel. (05356) 7 15 33

Linz Kosmetik Winkler-Staudinger, A-4020 Linz,
Tel. (0732) 77 17 04

Loipersdorf Therme Hotel Intercontinental,
A-8282 Loipersdorf, Tel. (03382) 82 04

Neusiedl/See Beauty-Farm Dolezal, A-7100
Neusiedl/See, Tel. (02167) 2 43 90

Neustift Hotel Jagdhof, A-6167 Neustift,
Tel. (05226) 26 66

Puch/Thurnberg Kurhotel Vollerhof, A-5412 Puch/
Thurnberg, Tel. (06245) 89 91

Reith/Seefeld Hotel Alpenkönig, A-6103 Reith/Seefeld,
Tel. (05212) 33 20

Seefeld Hotel Klosterbräu, A-6100 Seefeld,
Tel. (05212) 2 62 10

St. Jakob Hotel Jesacherhof, A-9963 St. Jakob,
Tel. (04873) 5 33 30

Telfs/Buchen Interalpenhotel Tyrol, A-6410 Telfs/Buchen,
Tel. (05262) 60 61 96

Walchsee/Kranzach Hotel Panorama, A-6344 Walchsee/
Kranzach, Tel. (05374) 5 66 10

Wien Kosmetikinstitut Sonja Benda, A-1010 Wien,
Tel. (01) 5 33 10 14

Wien Vienna Beauty Kosmetik, A-1010 Wien,
Tel. (01) 5 12 01 24
Zell am See Hotel Salzburgerhof, A-5700 Zell am See,
Tel. (06542) 7 65
Südtirol

Brunneck/Reischach Hotel Majestic, I-39031 Brunn-
eck/Reischach, Tel. (0474) 41 09 93
Dorf Tirol Hotel Erika, I-39019 Dorf Tirol,
Tel. (0473) 9 26 11
Schenna Hotel Hohenwart, I-39017 Schenna,
Tel. (0473) 94 56 29
St. Kassian Hotel Fanes, I-39030 St. Kassian,
Tel. (0471) 84 94
Völs/Schlern Hotel Emmi, I-39050 Völs/Schlern,
Tel. (0471) 7 25 00
Völs/Schlern Hotel Irma, I-39050 Völs/Schlern,
Tel. (0473) 21 20 00

Schweiz

Arosa Hotel Arosa Kulm, CH-7050 Arosa,
Tel. (081) 3 78 88 88
Ascona Park Hotel Delta Via Delta, CH-6612 Ascona,
Tel. (091) 7 85 77 85
Bad Ragaz Ad fonts Beauty & Wellness, Kirchgasse 18,
CH-7310 Bad Ragaz, Tel. (081) 3 02 40 10
Fribourg Institut Anna, Rue de la Banque 4,
CH-1700 Fribourg, Tel. (026) 3 21 12 13
Genève After the rain, Urban day Spa, 4, passage des
Lions, CH-1204 Geneve, Tel. (022) 8 07 06 49
Saas Fee Hotel Ferienart, Walliserhof, CH-3906 Saas Fee,
Tel. (027) 9 58 19 00
Zürich Vanity New Generation, Bleicherweg 17,
CH-8002 Zürich, Tel. (01) 2 11 22 25
Zürich Vanity Hotel Baur au Lac, Börsenstrasse 27,
Tel. CH-8001 Zürich (041) 3 40 41 40

Lippenkontur-Tätowierungen:

Deutscher Fachverband für Permanent-Make-up
Hauptstraße 88, D-35745 Herborn

Hormonbehandlungen:

Deutsche Gesellschaft für hormonunterstützte
Alterungsprävention
Vors.: Dr. Horst Morawietz
Heyestraße 128, D-40265 Düsseldorf,
Tel. (0211) 29 27 141
E-Mail: dr.horst.morawietz@gmx.de

Plastische Chirurgen:

Deutsche Gesellschaft für ästhetische Chirurgie e. V.
Dahlerdyk 90a, D-47803 Krefeld,
Tel./Fax (02151) 62 48 23

Deutsche Gesellschaft für kosmetische Medizin
Dr.-Max-Str. 27f, D-82031 Grünwald

Vereinigung der deutschen Plastischen Chirurgen
Bleibtreustraße 12a, D-10623 Berlin

Beauty und Entspannung:

Arbeitsgemeinschaft für Schönheit und Entspannung
Doris Lucie Olearius
Schwanenwik 32, D-20457 Hamburg,
Tel. (040) 22 46 31

Sport und Bewegung:

Deutscher Sportbund DSB
Geschäftsbereich Breitensport
Otto-Fleck-Schneise 12, 60528 Frankfurt/Main,
Tel. (069) 6 70 00, Fax (069) 67 49 06,
E-Mail: dsb-info@dsb.de

Fitness-Initiativen des Deutschen Sportbundes mit
Sportkursen in Ihrer Nähe, Tipps und Informationen:
»Richtig fit«:
Internet: www.richtigfit.de

»Sport pro Gesundheit«:
Internet: www.sportprogesundheit.de

Literatur

Condrau, Gion und Schipperges, Heinrich: »Unsere Haut – Spiegel der Seele, Verbindung zur Welt«. Kreuz Verlag, Zürich 1993.

Denham, Harman: »Role of Antioxidant Nutrients in Aging: Overview«. Age 18/1995.

Detig, Christina: »Hautkrank: Unberührbarkeit aus Abwehr? Psychodynamische Prozesse zwischen Nähe und Distanz«. Verlag für Medizinische Psychologie im Verlag Vandenhoeck & Ruprecht, Göttingen 1989.

Duke, Grevelink J. M.: »Care before and after laser skin resurfacing: a survey and review of the literature«. Dermatologic Surgery 1998.

Obagi, Zein E.: »Skin Health Restauration Rejuvenation«. Springer Verlag, New York 2000.

Obagi, Zein E.: »Skin Rejuvenation for the New Millennium«. Beverly Hills, November 18–19, 1999.

Glogau, R. G.: »Aesthetic and Anatomic Analysis of the Aging Skin«. Seminars in Cutaneous Medicine and Surgery 15/1996.

Kenet, Barney J.: »How to wash your face«. Simon & Schuster, New York 1999.

Köllner, Maria: »Ganzkörpertraining auf dem Trampolin«. BIO 6, 2001.

Lowe, Nicholas: »Skin Secrets – The Medical Facts versus the Beauty Fiction«. Collins & Brown, London 1999.

Morawietz, Horst: »Leb' dich schlank – das körpereigene Schlankheitsprogramm entdecken, aktivieren, nutzen«. Verlag Gesundheit, Berlin 2000.

Müller-Steinmann, Johannes: »Schöne Haut ab 30«. Der Ratgeber Verlag, Stiftung Gesundheit, Hamburg 1996.

Perricone, DiNardo: »The Photoprotective and Anti-In-flammatory Effects of Topical Glycolioc Acid«. Derma-tologic Surgery, 5/1996.

Perricone, Nicholas: »The Wrinkle Cure«. Warner Books Edition, New York 2001.

Pflugbeil, Karl J. und Niestroj, Irmgard: »Schutzorgan Haut«. BLV, München 1994.

Stebner, Ulrike: »Das Winter-Wohlfühl-Buch«. Der Ratge-ber Verlag, Stiftung Gesundheit, Hamburg 1998.

Uitto, Jouni: »Understanding Premature Skin Aging«. New England Journal of Medicine, Seite 337/1997.

Sachwortverzeichnis